香譜

商務印書館

此藥方筆勢是黃山谷書

嬰香

角沈三兩末之 丁香四錢末之

龍腦七錢別研 麝香三錢別研

治了甲香壹兩錢末之

右壹研細入薑汁二兩再研細入

煉蜜四兩六和匀陰一月取出丸

作龍眼大

服訖自然蟲此夜拉白腸子也

不可別人知之也

上頁圖

製嬰香方帖

北宋 黃庭堅 行草書 紙本 縱 28.7 厘米 橫 37.7 厘米 現藏臺北故宮博物院

黃庭堅（一〇四五—一一〇五），北宋文學家、書法家。字魯直，號山谷道人。工詩書，與蘇軾、米芾、蔡襄合稱『宋四家』。明王世貞稱：『山谷大書酷仿《鶴銘》，狂草極似懷素，生平見山谷書，以側險爲勢，以橫逸爲功。老骨顛態，種種槎出。』其楷書、行書、草書皆聞名於世，傳世作品有《諸上座帖》《松風閣詩卷》《黃州寒食詩跋》等。

《製嬰香方帖》爲行草尺牘，記載了嬰香配方一則，凡九行，八十一字，傳爲黃庭堅元祐時期作品。首行題『嬰香』；後三行記香藥五種，爲行書；再三行轉爲行草，敘香方和合之法；末二行留空低於前文，則爲藥方的補充説明。除詩書外，黃庭堅亦精於治香品香，他一生兩次遭貶，仕途坎坷，於其而言，焚香不僅是寄情的依托，亦是生命的修行。

前言

龔鵬程

香譜前言

物有氣味皆可稱香非止蘭蕙即德行亦然國語云其德足以昭其馨香者是也加以人工則曰治香猶如治身以德可昭馨香故自黃帝以來燔禋上帝馨肅已邕感於神明義與君子修潔自喜相同然而文明既昌輒不免踵事而增華早期不過佩蘭芷而已秦漢以後竟遍搜西域南海之香以為日用華夏之華幾乎由文章黼黻轉而為治香之巧所取代

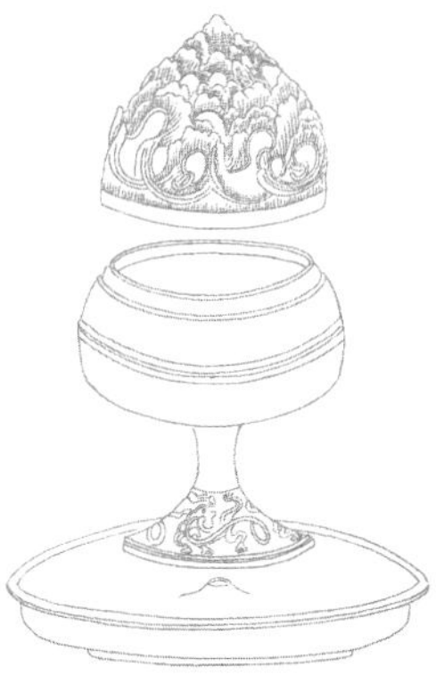

斯香史古今之變也范蔚宗和香序所謂甘松蘇合鬱金捺多和羅之屬並被珍於外國無取於中土雖然先香入華漸居主流秦漢爲其過渡自秦置南海桂林象郡以來嶺南諸香傳入者多海外香品殊不少見故漢時已有香市香尉採香户披香殿等等朝廷應對獻含雞舌之香趨走丹墀則皆懷香握蘭香囊香爐且遍天下西域乳香沒藥迷迭香等又推香波助瀾染風習乃大盛於古近时文衰道喪香事殆絕始依日本香道

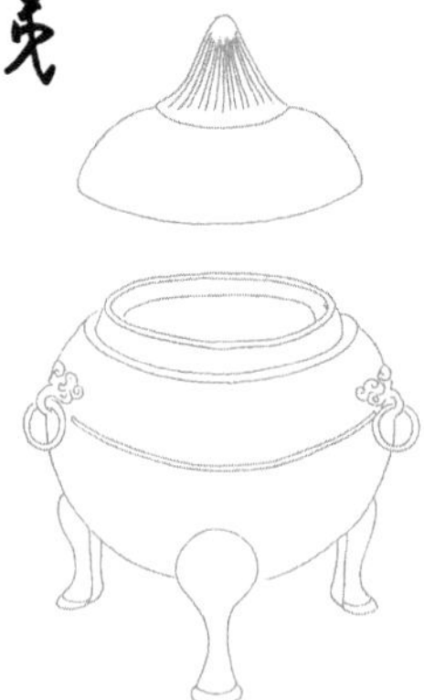

稍事復興已而以香頗涉中外交流之史自於我云香藝之盛乃由佛教來或曰持波斯帝國及印度之力也殊不知波斯香料之販輸歐亞者以桂皮丁香胡椒肉豆蔻等為主寢假且由奢侈品降為食品矣又或由禮敬聖潔之用轉為欲縱放媚之資皆与吾國顯然異趣至其帝國商貿競世發展香海外殖民其香且多提煉蒸餾濃劑之法尤与中土異徑相別故若欲知我國香事之詳自當捨此浮說返求於吾國香譜吾國魏晉南北朝時香品多併於本草中說之至宋乃有專

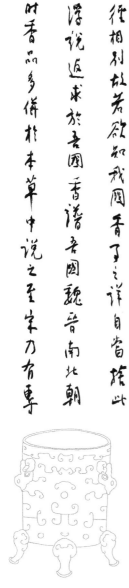

門之譜丁謂沈立開其端洪芻陳敬葉廷珪范成大陶穀周嘉胄屠隆毛晉董說吳從先等繼之遂爾蔚為鉅觀其中洪芻香譜乃今存世最早論香之書洪能詩乃山谷之甥故香學淵源有自而豫章先生集亦彼所編香譜之外野客叢書又載其尚有侍兒小名錄益其名物之學夙為當時所知也亦能自製香傳有洪駒父荔枝香百步香等四庫提要疑郡齋讀書志中別載不明時代之侯氏萱堂香譜二卷即洪氏此書殊屬

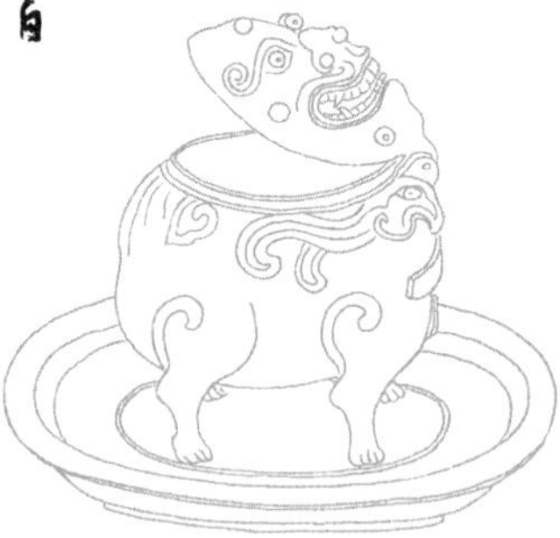

無稽疑所不當疑矣譜凡論香品香異香事香法四類擇名彰義數理畢統實例製作均足以為後世香方香乘之典範陳敬香譜四卷則元英宗時熊朋來序謂其能集洪顏沈葉諸譜之大成是也且其書首辨香史古質而今妍古僅本土蘭桂後乃遍取交廣海南及諸外國故香譜所詳皆今妍者其香品香異香事香法分卷亦如洪氏務求理事兼備足從日用啟中可略申說者一則古今之別次則中外之殊如余前文所云香料或出國外香法香用則機杼自成沈

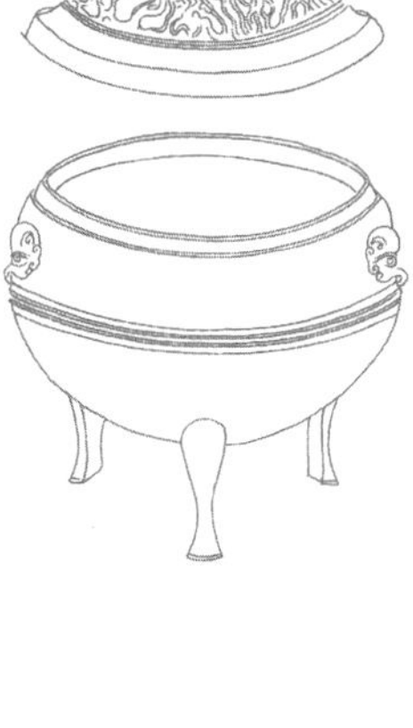

檀、龍麝之體系不為外國香方所亂，故論料附入本草，言用則驅疫辟穢、逐臭而去不祥者近于醫，亦近于道；養身心、香肌膚、所親而致歡愉者，乃近於文藝。其治香也，或取其樸，或者雕治，萬端水火既濟，熏燎燒炮蒸浸沉窨，無所不用其極。所治香方、香餅、香篆、香印、香煤、香器亦無數。其用香也，又輒講君臣佐使、五運六氣、五行生剋、時令節氣、飲饌保健、詩詞歌賦，其文藝化、文人化，尤非西域及波斯印度所有。即云佛香藏香，亦須遲至明周嘉胄《香乘》始有一卷，該非

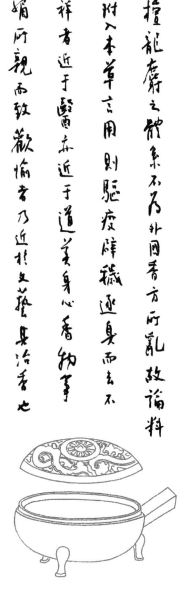

之流凡此各端洪陳二譜皆視而可知察而見義長為中華香道之軌則不待贅述矣壬寅之春正焚香防疫時也廬陵龔鵬程謹白

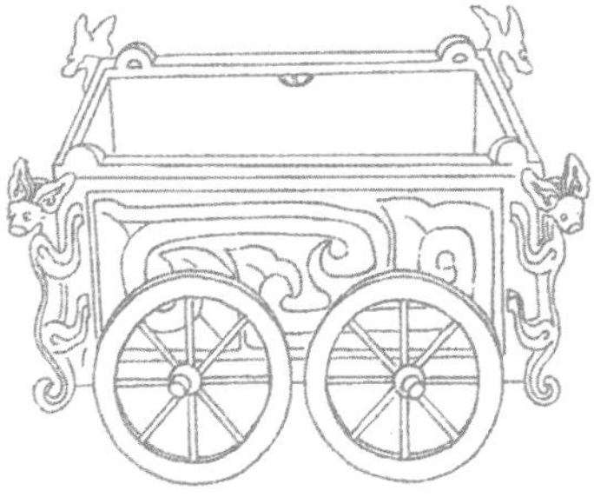

物有氣味，皆可稱香，非止蘭蕙，即德行亦然。《國語》云『其德足以昭其馨香』者是也。加以人工，則曰治香，猶如治身以德，可昭馨香。故自黃帝以來，燔禋上帝，馨肅匕鬯，感於神明，義與君子修潔自喜相同。

然而文明既昌，輒不免踵事而增華。早期不過佩蘭服芷而已，秦漢以後，竟遍搜西域、南海之香以爲日用，華夏之『華』，幾乎由文章黼黻轉而爲治香之巧所取代。斯香史古今之變也，范蔚宗《和香序》所謂『甘松、蘇合、（安息）、鬱金、捺多、和羅之屬，并被珍於外國，無取於中土』。

雖然，夷香入華漸居主流，秦漢爲其過渡。自秦置南海、桂林、象郡以來，嶺南諸香傳入者多，海外香品殊不少見，故漢時已有香市、香尉、采香户、披香殿等等。朝廷應對，頗含雞舌之香；趨走丹墀，則皆懷香推蘭。香囊、香爐且遍天下，而西域乳香、没藥、迷迭香等又推香波、助薰染，風習乃大盛於古。

近時文衰道喪，香事殆絶，始依日本香道稍事復興。已而以香頗涉中外交流之史自矜，或云香藝之盛乃由佛教來，或曰恃波斯帝國及印度之力也。殊不知波斯香料之販輸歐亞者，以桂皮、丁香、胡椒、肉豆蔻等爲主，浸假且由奢侈品降爲食品矣；又或由禮敬聖净之用，轉爲欲惑放媚之資，皆與吾國顯然異趣。至其帝國商貿競發展爲海外殖民，其香且多提煉、蒸餾、溶劑之法，尤與中土蹊徑相別。故若欲知我國香事之詳，自當捨此浮說，返求於吾國香譜。

吾國魏晉南北朝時，香品多并於『本草』中說之，至宋，乃有專門之譜。丁謂、沈立開其端，洪芻、陳敬、葉廷珪、范成大、陶穀、周嘉胄、屠隆、毛晉、董說、吴從先等繼之，遂爾蔚爲巨觀。

其中洪芻《香譜》，乃今存世界最早論香之書。洪能詩，乃山谷之甥，故香學淵源有自，而《豫章先生集》亦彼所編。《香譜》之外，《野客叢書》又載其尚有《侍兒小名録》，蓋其名物之學，夙爲當時所知也。亦能自製香，傳有洪駒父荔枝香、百步香等。《四庫提要》疑《郡齋讀書志》中别載不明時代之侯氏《萱堂香譜》二卷即洪氏此書，殊屬無稽，疑所不當疑矣。

《譜》凡論香品、香異、香事、香法四類，釋名彰義，敷理舉統，實例製作，均足以爲後世香方、香乘之典範。

陳敬《香譜》四卷，則元英宗時熊朋來序，謂其能集洪、顔、沈、葉諸譜之大成，是也。且其書首辨香史古質而今妍，古僅本土蘭桂，後乃遍取交、廣、海南及諸外國，故《香譜》所詳，皆今妍者耳。香品、香異、香事、香法，分卷亦如洪氏，務求理事兼備，足供日用。

厥中可略申說者，一則古今之别，次則中外之殊。如余前文所云，香料或出國外，香法、香用則機杼自成；沉、檀、龍、麝之體系，不爲外國香方所亂。

故論料，附入本草；言用，則驅疫、辟穢、逐臭而去不祥者，近於醫，亦近於道；美身心、香物事、媚所親而致歡愉者，乃近於文藝。

其治香也，或取其樸，或者雕治萬端，水火既濟。熏、燎、燒、炮、蒸、浸、沈、窨，無所不用其極。所治香方、香餅、香篆、香印、香煤、香器，亦無數。

其用香也，又輒講君臣佐使、五運六氣、五行生克、時令節氣、飲饌保健、詩詞歌賦，其文藝化、文人化，尤非西域及波斯、印度所有。即云佛香、藏香，亦須遲至明周嘉胄《香乘》，始有一卷，并非主流。

凡此各論，洪陳二譜，皆視而可知，察而見義，其爲中華香道之軌則，不待贅述矣。壬寅之春，正焚香防疫之時也，廬陵龔鵬程謹白。

提要

香譜（二卷）

臣等謹案：《香譜》二卷，舊本不著撰人名氏。左圭《百川學海》題爲宋洪芻撰。芻字駒父，南昌人。紹聖元年進士，靖康中官至諫議大夫，謫沙門島以卒。所作《香譜》，《宋史·藝文志》著録。周紫芝《太倉稊米集》有題洪駒父《香譜》後曰『歷陽沈諫議家，昔號藏書最多者；今世所傳《香譜》，蓋諫議公所自集也。以爲盡得諸家所載香事矣。以今洪駒父所集觀之，十分未得其一二也。余在富川，作妙香寮。永興郭元壽賦長篇，其後貴池丞劉君穎與余凡五賡其韻，往返十篇。所用香事頗多，猶有一二事駒父譜中不録者』云云，則當時推重芻譜在沈立譜之上。然晁公武《讀書志》稱『芻譜集古今香法，有鄭康成漢宮香、南史小宗香、真誥嬰香、戚夫人迫駕香、唐員半千香，所記甚該博，然《通典》載歷代祀天用水沈香獨遺之』云云。此本有水沈香一條，而所稱鄭康成諸條乃俱不載，卷數比《通考》所載芻譜亦多一卷，似非芻作。沈立譜久無傳本，《書録解題》有侯氏《萱堂香譜》二卷，不知何代人，或即此書耶？其書凡分四類，曰香之品，曰香之異，曰香之事，曰香之法，亦頗賅備，足以資考證也。

陳氏香譜（四卷）

臣等謹案：《陳氏香譜》四卷，宋陳敬撰。敬字子中，河南人，其仕履未詳，首有至治壬戌熊朋來序，亦不載敬之本末。是書凡集沈立、洪芻以下十一家之《香譜》，彙爲一書，徵引既繁，不免以浩博爲長，稍逾限制。若香名、香品、歷代凝和製造之方，載之宜也。至於經傳中字句偶涉而實非龍涎、迷迭之比，如卷首引《左傳》『黍稷馨香』等語，寥寥數則，以爲溯源經傳，殊爲無謂。此蓋仿《齊民要術》首援經典之例而失之者也。至於本出經典之事，乃往往挂漏，如鬱金香載《説文》之説，而《周禮》『鬱人』條下鄭康成之注，顧獨遺之，則又舉遠而略近矣。然十一家之譜，今不盡傳，敬能薈粹群言，爲之總匯，佚文遺事，多賴以傳，要於考證，不爲無益也。

目錄

一　香譜（二卷）　〇〇一
二　陳氏香譜（四卷）　〇七九

一・香譜（二卷）

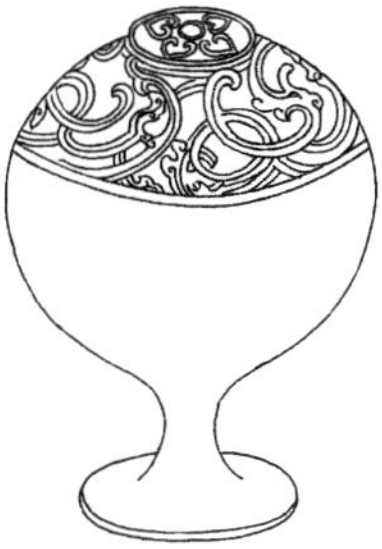

宋・洪芻

欽定四庫全書　　子部九

香譜　　譜録類器物之屬

提要

臣等謹案香譜二卷舊本不著撰人名氏左圭百川學海題為宋洪芻撰芻字駒父南昌人紹聖元年進士靖康中官至諫議大夫謫沙門島以卒所作香譜宋史藝文志著録周紫芝太倉稊米集有題洪駒父香譜後曰歷

陽沈諫議家昔號藏書最多者今世所傳香譜蓋諫議公所自集也以為盡得諸家所載香事矣以今洪駒父所集觀之十分未得其一二也余在富川作妙香寮永興郭元壽賦長篇其後貴池丞劉君穎與余凡五賡其韻往返十篇所用香事頗多猶有一二事駒父譜中不録者云云則當時推重芻譜在沈立譜之上然晁公武讀書志稱芻譜集古今香

法有鄭康成漢宫香南史小宗香真誥嬰香戚夫人迫駕香唐員半千香所記甚該博然通典載歷代祀天用水沈香獨遺之云云此本有水沈香一條而所稱鄭康成諸條乃俱不載卷數比通考所載𥠖譜亦多一卷似非𥠖作沈立譜久無傳本書録解題有侯氏萱堂香譜二卷不知何代人或即此書耶其書凡分四類曰香之品曰香之異曰香之事曰

香之法亦頗賅備足以資考證也乾隆四十

九年四月恭校上

總纂官臣紀昀臣陸錫熊臣孫士毅

總校官臣陸費墀

欽定四庫全書

香譜卷上

香之品

龍腦香

酉陽雜俎云出波律國樹高八九丈可六七尺圍葉圓而背白其樹有肥瘦形似松脂作杉木氣乾脂謂之龍腦香清脂謂之波律膏子似豆蔻皮有甲錯海藥本草云味苦辛微温無毒主内外障眼三蟲療五痔明目鎮

心秘精　又有蒼龍腦主風疹黶入膏煎良不可點眼明淨如雪花者善久經風日或如麥麩者不佳云合黑豆糯米相思子貯之不耗令復有生熟之異稱生龍腦即上之所載是也其絕妙者目曰梅花龍腦有經火飛結成塊者謂之熟龍腦氣味差薄焉蓋易入他物故也

麝香

唐本草云生中臺川谷及雍州益州皆有之陶隱居云形似麞常食柏葉及噉蛇或於五月得者往往有蛇皮

骨主辟邪殺鬼精中惡風毒療傷多以一子真香分揉
作三四子刮取血膜雜以餘物大都亦有精麄破皮毛
共在裹中者為勝或有夏食蛇蟲多至寒香滿入春患
急痛自以脚剔出人有得之者此香絶勝帶麝非但香
辟惡以香真者一子着腦間枕之辟惡夢及尸疰鬼氣
令或傳有水麝臍其香尤美

沉水香

唐本草注云出天竺單于二國與青桂雞骨𩦵香同是

一樹葉似橘經冬不彫夏生花白而圓細秋結實如檳榔色紫似葚而味辛療風水毒腫去惡氣樹皮青色木似櫸柳重實黑色沉水者是今復有生黄而沉水者謂之蠟沉又其不沉者謂之生結　又拾遺解紛云其樹如椿常以水試乃知餘見下卷天香傳中

白檀香

陳藏器云本草拾遺曰樹如檀出海南主心腹痛霍亂中惡鬼氣殺蟲又唐本草云味鹹微寒主惡風毒出崑

崙盤盤之國主消風積水腫又有紫真檀人磨之以塗
風腫雖不生於中華而人間遍有之

蘇合香

神農本草云生中臺川谷陶隱居云俗傳是獅子糞外
國說不爾今皆從西域來真者難别紫赤色如紫檀堅
實極芳香重如石燒之灰白者佳主辟邪瘧癇痓去三
蟲

安息香

本草云出西戎似栢脂黄黒色為塊新者亦柔軟味辛苦無毒主心腹惡氣鬼疰　酉陽雜俎曰安息香出波斯國其樹呼為辟邪樹長三丈許皮色黄黒葉有四角經冬不彫二月有花黄色心微碧不結實刻皮出膠如飴名安息香

鬱金香

魏略云生大秦國二三月花如紅藍四五月採之其香十二葉為百草之英　本草拾遺曰味苦無毒主蠱毒

鬼疰鵄鶻等臭除心腹間惡氣鬼疰入諸香用說文曰
鬱金芳草煮以釀鬯以降神也

鷄舌香

唐本草云生崑崙及交愛以南樹有雌雄皮不並似栗
其花如梅結實似棗核者雌樹也不入香用無子者雄
樹也採花釀以成香微温主心痛惡瘡療風毒去惡氣

薰陸香

廣志云生南海又僻方注曰即羅香也　海藥本草云

味平温無毒主清人神其香樹一名馬尾香是不皮鱗甲採之復生又唐本草注云出天竺國及邯祁似楓松脂黄白色天竺者多白邯祁者夾緑色香不甚烈微温主伏尸惡氣療風水腫毒惡瘡

詹糖香

本草云出晉安岑州及交廣以南樹似橘剪枝葉為之似糖而黑多以其皮及蠹糞雜之不得淳正者惟軟乃佳

丁香

山海經曰生東海及崑崘國二三月花開七月方結實

開寶本草注云生廣州樹高丈餘凌冬不凋不似櫟

而花圓細色黄子如丁長四五分紫色中有子而大長寸

許者俗呼為母丁香摘之則順理而折味辛主風毒諸

腫能發諸香及止乾霍亂嘔吐

波律香

本草拾遺曰出波律國與龍腦同樹之清脂也除惡氣

殺蟲痓見龍腦香即波律膏也

乳香

廣志云即南海波斯國松樹脂有紫赤櫻桃者名乳香蓋薰陸之類也入方多用辟邪其性温療耳聾中風口噤婦人血風能發酒治風冷止大腸洩僻療諸瘡癤令内消令以通明者為勝目曰的乳其次曰揀香又次曰瓶香然多夾雜成大塊如瀝青之狀又其細者謂之香纏

青桂香

本草拾遺曰即沉香同樹細枝緊實未爛者

鷄骨香

本草拾遺記曰亦簽香中形似鷄骨者

木香

本草云一名蜜香從外國舶上來葉似薯蕷而根大花紫色功效極多味辛温而無毒主辟温瘵氣𭧂氣不足消毒殺蟲毒今以如雞骨堅實齧之粘齒者為上復有

馬兜苓根謂之青木香非此之謂也或云有二種亦恐非耳一謂之雲南根

降真香

南州記曰生南海諸山又云生大秦國　海藥本草曰味温平無毒主天行時氣宅舍怪異並燒之有驗仙傳云燒之感引鶴降醮星辰燒此香甚為第一小兒帯之能辟邪氣其香如蘇方木然之初不甚香得諸香和之則特美

艾蒳香

廣志云出西國似細艾又云松樹皮緑衣亦名艾蒳可以合諸香燒之能聚其煙青白不散　本草拾遺曰味温無毒主惡氣殺蛀蟲主腹冷泄痢

甘松香

本草拾遺曰味温無毒主鬼氣卒心腹痛脹滿浴人身令香叢生葉細　廣志云甘松香生京州

零陵香

南越志云一名燕草又名薰草生零陵山谷葉如羅勒

山海經曰薰草似麻葉方莖氣如蘼蕪可以止癘即零陵香味苦無毒主惡氣注心腹痛下氣令體香和諸香或作湯丸用得酒良

茅香花

唐本草云生劍南諸州其莖葉黑褐色花白非白茅也味苦温無毒主中惡温胃止嘔吐葉苗可煮湯浴邪氣令人香

棧香

本草拾遺曰亦沉香同樹以其肌理有黑脉者謂之也黄熟香亦棧香之類也但輕虚枯朽不堪者今和香中皆用之

水盤香

類黄熟而殊大多雕刻為香山佛像並出舶上

白眼香

亦黄熟之别名也其色差白不入藥品和香或用之

葉子香

即馢香之薄者其香尤勝於馢又謂之龍鱗香

雀頭香

本草云即香附子也所在有之葉莖都似三稜根若附子周匝多毛交州者最勝大如棗核近道者如杏仁許荆襄人謂之莎草根大下氣除胷腹中熱合和香用之尤佳

芸香

倉頡解詁曰芸蒿似邪蒿可食魚豢典略云芸香辟紙魚蠹故藏書臺稱芸臺

蘭香

川本草云味辛平無毒主利水道殺蠱毒辟不祥一名水香生大吴池澤葉似蘭尖長有歧花紅白色而香煑水浴以治風

芳香

本草云即白芷也一名茝又名虈又曰莞又曰苻離又

名澤芬生下濕地河東川谷尤佳近道亦有道家以此香浴去尸蟲
蘹香
本草云即杜蘅也葉似葵形如馬蹄俗呼為馬蹄香藥中少用惟道家服令人身香
兜納香
廣志曰生剽國　魏略曰出大秦國
木蜜香

內典云狀若槐樹　異物志云其葉如椿　交州記云樹似沉香　本草拾遺曰味甘溫無毒主辟惡去邪鬼疰生南海諸山中種五六年便有香也

迷迭香

廣志云出西域魏文帝有賦亦嘗用　本草拾遺曰味辛溫無毒主惡氣令人衣香燒之去邪

香之異

都夷香

洞冥記香如棗核食一顆歷月不饑或投水中俄滿大盂也

荼蕪香

王子年拾遺記燕昭王廣延國二舞人帝以荼蕪香屑鋪地四五寸使舞人立其上彌日無跡香出波弋國浸地則土石皆香着朽木腐草莫不茂蔚以薫枯骨則肌肉皆生又出獨異志

辟寒香

辟邪香瑞麟香金鳳香皆異國所獻杜陽編云自兩漢至皇唐皇后公主乘七寶輦四面綴五色玉香囊囊中貯上四香每一出遊則芬馥滿路

月支香

瑞應圖天漢二年月支國貢神香武帝取看之狀若燕卵凡三枚大似棗帝不燒付外庫後長安中大疫宫人得疾衆使者請燒一枚以辟疫氣帝然之宫中病者差長安百里内聞其香積九月不歇

振靈香

十洲記聚窟州有大樹如楓而葉香聞數百里名曰返魂樹根於玉釜中煑汁如飴名曰驚精香又曰振靈香又曰返生香又曰馬精香又名卻死香一種五名靈物也香聞數百里死屍在地聞即活

千畝香

述異記曰南郡有千畝香林名香往往出其中

十里香

述異記曰千年松香聞於十里

⿰香㒼齊香

酉陽雜俎曰出波斯國拂林呼為頂㪍梨咃長一丈餘圍一尺許皮色青薄而極光淨葉似阿魏每三葉生於條端無花結實西域人常八月伐之至冬更抽新條極滋茂若不剪除返枯死七月斷其枝有黃汁其狀如蜜微有香氣入藥療百病

龜甲香

述異記曰即桂香之善者

兜末香

本草拾遺曰燒去惡氣除病疫　漢武帝故事曰西王母降上燒是香兜渠國所獻如大豆塗宮門香聞百里關中大疫死者相枕燒此香疫則止　內傳云死者皆起此則靈香非中國所致

沉光香

洞冥記塗魂國貢門中燒之有光而堅實難碎太醫以

鐵杵舂如粉而燒之

沉榆香

封禪記黃帝列珪玉於蘭蒲席上然沉榆香舂雜寶為屑以沉榆和之若泥以分尊卑華戎之位

茵墀香

拾遺記靈帝初平三年西域獻煮湯辟癘宮人以沐頭

石葉香

拾遺記曰此香疊疊狀如雲母其氣辟癘魏文帝時題

腹國獻

鳳腦香

杜陽編穆宗嘗於藏真島前焚之以崇禮敬

紫述香

述異記一名紅藍香又名金香又名麝香草香出蒼梧

桂林二郡界

威香

孫氏瑞應圖曰瑞草曰一名威蕤王者禮備則生於殿

前又曰王者愛人命則生

百濯香

拾遺記孫亮寵姬四人合四氣香皆殊方異國所獻凡經踐躡安息之處香氣在衣彌年不歇因香名百濯復目其室曰思香媚寢

龍文香

杜陽編武帝時所獻忘其國名

千步香

述異記南海出千步香佩之香聞於千步草也今海隅有千步草是其種也葉似杜若而紅碧相雜貢籍曰南郡貢千步香

薰肌香

洞冥記用薰人肌骨至老不病

蘅蕪香

拾遺記漢武帝夢李夫人授蘅蕪之香帝夢中驚起香氣猶著衣枕歷月不歇

九和香

三洞珠囊曰天人玉女擣羅天香按擎玉爐燒九和之香

九真雄麝香

西京雜記趙昭儀上姊飛鷰三十五物有青水香沉水香九真雄麝香

罽賓國香

盧氏雜說楊牧嘗名崔安石食盤前置香一爐煙出如

樓臺之狀崔别聞一香非似罏煙崔思之楊顧左右取白角楪子盛一漆毬子呈崔曰此罽賔國香所聞即此香也

拘物頭花香

唐太宗實録曰罽賔國進拘物頭花香香聞數里

昇霄靈香

杜陽編同昌公主薨帝哀痛常令賜紫尼及女道冠焚昇霄靈之香擊歸天紫金之磬以導靈昇

祇精香

洞冥記出塗魂國燒此香魑魅精祇皆畏避

飛氣香

三洞珠囊隱訣云真檀之香夜泉元脂朱陵飛之香返生之香皆真人所燒之香也

金磾香

洞冥記金日磾既入侍欲衣服香潔變塞外之氣自合此香帝果悅之日磾嘗以自薫宮人有見者以增其媚

五香

三洞珠囊曰五香一株五根一莖五枝一枝五葉一葉間五節五五相對故先賢名之五香之木燒之十日上徹九星之天即青木香也

千和香

三洞珠囊峨嵋山孫真人然千和之香

兜婁婆香

楞嚴經壇前别安一小爐以此香煎取香水沐浴其炭

然令猛熾

多伽羅香

釋氏會要曰多伽羅香此云根香多摩羅跋香此云藿香旃檀釋云與樂即白檀也能治熱病赤檀能治風腫

大象藏香

釋氏會要曰因龍鬭而生若燒其一丸興大光明細雲覆上味如甘露七晝夜降其甘雨

牛頭旃檀香

華嚴經云從離垢出若以塗身火不能燒

鞨布羅香

西域記云其樹松身異葉花果亦別初採既濕尚未有香木乾之後循理而折之其中有香木乾之後色如氷雪亦龍腦香

薝蔔花香

法華經云須曼那華香闍提華香末利花香羅羅華香青赤白蓮華香華樹香果樹香旃檀香沉水香多摩羅

跋香多伽羅香象香馬香男香女香拘鞞陁羅樹香曼

陁羅花香殊沙華香

香譜卷上

香譜卷下

香之事

述香

說文曰芳也篆從黍從甘隸省作香春秋傳曰黍稷馨香凡香之屬皆從香香之遠聞曰馨

香之美者曰䭀（音使） 香之氣曰馦（火兼反）

曰馣（音淹） 曰馧（於云反） 曰馥（扶福反）

曰馤音愛　曰𩡧方滅反　曰𩡫音續

曰𩡩音幾　曰馛步末反　曰𩡨匹結反

曰馝滿結反　曰馞音悖　曰馠大含反

曰馩音焚　曰馚上同　曰𩡯奴昆反

曰𩡪音彭𩡪大　曰𩡢他胡反　曰𩡡音倚

曰馜音你　曰馞普沒反　曰𩡦滿結反

曰馦普滅反　曰𩡲烏孔反　曰𩡼音𩡼

至治馨香　尚書曰至治馨香感于神明

有飶其香　毛詩有飶其香邦家之光

其香始升　毛詩其香始升上帝居歆

昭其馨香　國語其德足以昭其馨香

國香　左傳蘭有國香

久而不聞其香　國語入芝蘭之室久而不聞其香

香序

宋范氏字蔚宗撰和香方其序云麝本多忌過分必害沈實易和盈斤無傷零藿慘虐詹糖粘濕甘松蘇合安

息鬱金捺多和羅之屬並被於外國無取於中土又棗膏昏懞甲馢淺俗非惟無助於馨烈乃當彌增於尤疾也此序所言悉以比類朝士麝本多忌比庾憬之棗膏昏懞比羊元保甲馢淺俗比徐湛之甘松蘇合比惠休道人沈實易和蓋自比也

香尉

述異記漢雍仲子進南海香物拜涪陽尉人謂之香尉

香市

述異記曰南方有香市乃商人交易香處

薰爐

應劭漢官儀曰尚書郎入直臺中給女侍史二人皆選端正指使從直女侍史執香爐燒薰以從入臺中給使護衣

懷香

漢官典職曰尚書郎懷香握蘭趨走丹墀

香户

述異記曰南海郡有採香户

香洲

述異記曰朱崖郡洲中出諸異香往往有不知名者

披香殿

漢宫閣名長安有合歡殿披香殿

採香徑

郡國志吴王闔閭起響屧廊採香徑

啗香

杜陽編元載寵姬薛瑶英母趙娟幼以香啗英故肌肉
悉香

愛香

襄陽記劉季和性愛香常如廁還輒過香爐上主簿張
坦曰人名公作俗人不虛也季和曰荀令君至人家坐
席三日香為我如何坦曰醜婦效顰見者必走公欲我
遁走耶季和大笑

含香

應劭漢官儀曰侍中刁存年老口臭上出鷄舌香令含之

竊香

晉書韓壽字德真為賈充司空掾充女窺見壽而悅焉因婢通殷勤壽踰垣而至時西域有貢奇香一著人經月不歇帝以賜充其女密盜以遺壽後充與壽宴聞其芬馥意知女與壽通遂祕之以女妻壽

香囊

謝玄常佩紫羅香囊謝安患之而不欲傷其意因戲賭

取焚之玄遂止又古詩云香囊懸肘後

沉香牀

異苑沙門支法有八尺沉香牀

金爐

魏武上雜物疏曰御物三十種有純金香爐一枚

博山香爐

東宮故事曰皇太子初拜有銅博山香爐　西京雜記

丁緩又作九層博山香爐

被中香爐

西京雜記被中香爐本出房風其法後絶長安巧工丁緩始更之機環運轉四周而爐體常平可置之於被褥故以為名

沉香火山

杜陽編隋煬帝每除夜殿前設火山數十皆沉香木根每一山焚沉香數車暗即以甲煎沃之香聞數十里

檀香亭

杜陽編宣州觀察使楊牧造檀香亭子初成命賓樂之

沉香亭

李白後集序開元中禁中初重木芍藥即今牡丹也得四本紅紫淺紅通白者上因移植於興慶池東沉香亭前

五色香煙

三洞珠囊許遠遊燒香皆五色香煙出

香珠

三洞珠囊以雜香擣之丸如梧桐子大青繩穿此三皇真元之香珠也燒之香徹天

金香

右司命君王易度游于東板廣昌之城長樂之鄉天女灌以平露金香八會之湯瓊鳳玄脯

鵲尾香爐

宋玉賢山陰人也既禀女質厥志彌高自云年及笄應適女兄許氏密具法服登車既至夫門時及交禮更著

黄巾裙手執鵲尾香爐不親婦禮賓主駭愕夫家力不能屈乃放還遂出家梁大同初隱弱溪之間

百刻香

近世尚奇者作香篆其文準十二辰分一百刻凡然一晝夜已

水浮香

然紙灰以印香篆浮之水面爇竟不沉香獸以塗金為狻猊麒麟鳧鴨之狀空中以然香使煙自口出以為玩

好復有雕木埏土為之者

香篆

鏤木以為之以範香塵為篆文然於飲席或佛像前往往有至二三尺徑者

焚香讀孝經

陳書岑之敬字思禮淳謹有孝行五歲讀孝經必焚香正坐

防蠹

徐陵玉臺新詠序曰辟惡生香聊防羽陵之蠹

香溪

吳宫故有香溪乃西施浴處又為脂粉溪

牀畔香童

天寶遺事王元寶好賔客務於華侈器玩服用僭於王公而四方之士盡歸仰焉常於寢帳牀前刻矮童二人捧七寶博山香爐自暝焚香徹曙其驕貴如此

四香閣

天寶遺事云楊國忠嘗用沉香為閣檀香為欄檻以麝香乳香篩土和為泥飾閣壁每於春時木芍藥盛開之際聚賓於此閣上賞花焉禁中沉香之亭殆不侔此壯麗者也

香界

楞嚴經云因香所生以香為界

香嚴童子

楞嚴經云香嚴童子白佛言我諸比丘燒水沉香香氣

寂然來入鼻中非木非空非煙非火去無所著來無所
從由是意銷發明無漏得阿羅漢

天香傳

見丁晉公本集

古詩詠香爐

四座且莫諠願聽歌一言請説銅香爐崔嵬象南山上
枝似松栢下根據銅盤雕文各異類離婁自相連誰能
為此器公輸與魯般朱火然其中青煙颺其間順風入

君懷四座莫不歡香風難久居空令蕙草殘

齊劉繪詠博山香爐詩

參差鬱佳麗合沓紛可憐蔽虧千種樹出沒萬重山上鏤秦王子駕鶴乘紫煙下刻蟠龍勢矯首半銜連傍為伊水麗芝蓋出岩間復有漢游女拾羽𢃄餘妍榮色何雜糅縟繡更相鮮麏麚或騰倚林薄杳芊眠掩華如不發含薰未肯然風生四堦樹露湛曲池蓮寒蟲飛夜室秋虛沒曉天

梁昭明太子銅博山香爐賦

稟至精之純質產靈嶽之幽深探般倕之妙旨運公輸之巧心有蕙帶而岧隱亦霓裳而升僊寫嵩山之巃嵸象鄧林之芊眠於時青煙司寒夕光翳景翠帷已低蘭膏未屏炎蒸內耀苾芬外揚似慶雲之呈色若景星之舒光信名嘉而用美永為玩於華堂

漢劉向薰爐銘

嘉此正氣嶃岧若山上貫太華承以銅盤中有蘭綺朱

火青煙

梁孝元帝香爐銘

蘇合氤氳飛煙若雲時濃更薄乍聚還分火微難盡風長易聞孰云道力慈悲所薫

古詩

博山爐中百和香鬱金蘇合與都梁

紅羅複斗帳四角垂香囊

開奩集香蘇金爐絶沈燎

金泥蘇合香　薰爐雜棗香

丹轂七車香　百和裛衣香

香之法

蜀王薰衣法

丁香　馢香　沉香

檀香　麝香已上各一兩　甲香三兩製如常法

右件香擣爲末用白沙蜜輕煉過不得熱用合和令

匀入用之

江南李王帳中香法

右件用沉香一兩細剉加以鵞梨十枚研取汁於銀器内盛却蒸三次梨汁乾即用之

唐化度寺牙香法

沉香一兩半 白檀香五兩 蘇合香一兩

甲香一兩煮 龍腦半兩 麝香半兩

右件香細剉擣為末用馬尾篩羅煉蜜溲和得所用之

雍文徽郎中牙香法

沉香　檀香　甲香

馢香各一兩　黃熟香一兩　龍麝各半兩

右件擣羅為末煉蜜拌和勻入新甆器中貯之密封埋地中一月取出用

延安郡公蘂香法

元蔘半斤淨洗去塵土於銀器中以水煮令熟控乾切入銚中慢火炒令微煙出

甘松四兩擇去雜草塵土方秤定細剉之　白檀香剉

麝香顆者俟别藥成末方入研　的乳香細研同麝香入上三味各二錢

右並新好者杵羅爲末煉蜜和匀丸如鷄頭大每藥末一兩使熟蜜一兩末丸前再入杵臼百餘下油單密封貯甆器中旋取燒之

供佛濕香法

檀香二兩　零陵香　餞香

藿香　白芷　丁香皮

甜參各一兩　甘松　乳香各半兩

消石一分

右件依常法事治碎剉焙乾擣爲細末別用白茅香八兩碎擘去泥焙乾用火燒候火焰欲絶急以盆蓋手巾圍盆口勿令通氣放冷取茅香灰擣爲末與前香一處逐旋入經煉好蜜相和重入藥臼擣令軟硬得所貯淨器中旋取燒之

牙香法

沉香　白檀香　乳香

青桂香　降真香　甲香灰汁煮少時取出放冷用甘水浸一宿取出令焙乾　龍腦　麝香已上八味各半兩擣羅為末煉蜜拌令匀

右别將龍腦麝香於淨器中研細入令匀用之

又牙香法

黄熟香　棧香　沉香各五兩

檀香　零陵香　藿香

甘松　丁香皮各三兩

麝香　甲香三兩黃泥漿煮一日後用酒煮一日

硝石　龍腦各三分　乳香半兩

右件除硝石龍腦乳麝同研細外將諸香擣羅為散先用蘇合油一茶脚許更入煉過蜜二斤攪和令匀以甆合貯之埋地中一月取出用之

又牙香法

沉香四兩　檀香五兩　結香

藿香　零陵香　甘松已上各四兩

丁香皮　甲香各二分　麝香

龍腦各三分　茅香四兩燒灰

右件為細末煉蜜和匀用之

又牙香法

生結香　棧香　零陵香

甘松各三兩　藿香　丁香皮

甲香各一兩　麝香一錢

右為麄末煉蜜放冷和匀依常法窨過爇之

又牙香法

檀香　玄蔘各三兩　甘松二兩

乳香　龍麝各半兩令研

右先將檀香玄蔘剉細盛於銀器內以水浸慢火煮水盡取出焙乾與甘松同擣羅為末次入乳香末等一處用生蜜和匀久窨然後用之

又牙香法

白檀香八兩細劈作片子以臈茶清浸一宿控出焙令乾用蜜酒中拌令得所再浸一宿慢

火焙乾　沉香三兩　生結香四兩

龍腦　麝香各半兩　甲香一兩先用灰煮次用一生土煮次用

酒蜜煮漉出用

右令將龍麝别研外諸香同擣羅入生蜜拌匀以甆

罐貯窨地中月餘出

印香法

夾棧香　白檀香各半兩　白茅香二兩

藿香一分　甘松　甘草

乳香各半兩　䉾香二兩　麝香四錢
甲香一分　龍腦一錢　沉香半兩
右除龍麝乳香別研外都擣羅為末拌和令匀用之
又印香法
黄熟香六斤　香附子　丁香皮五兩
藿香　零陵香　檀香
白芷各四兩　棗半斤焙　茅香二斤
茴香二兩　甘松半斤　乳香一兩

生結香四兩

右擣羅為末如常法用之

傳身香粉法

英粉　青木香　麻黄根

附子　甘松　藿香

零陵香已上各等分

右件除英粉外同擣羅為細末用夾絹袋盛浴了傅之

梅花香法

甘松　零陵香各一兩　檀香

茴香各半兩　丁香一百枚　龍腦少許

右為細末煉蜜令合和之乾濕得中用

衣香法

零陵香一斤　甘松　檀香各十兩

丁香皮半兩　辛夷半兩　茴香一分

右擣羅為末入龍麝少許用之

窨酒龍腦丸法

龍麝 二味用研　丁香　木香

官桂　胡椒　紅豆

縮砂　白芷 已上各一分　馬哼 少許

右除龍麝令研外同擣羅為細末蜜為丸和如櫻桃大一斗酒置一丸於其中却封繫令密三五日開飲之其味特香美

毬子香法

艾蒳一兩松樹上青衣是也闕

酸棗闕

丁香　檀香　茅香

香附子　白芷五味各半兩　草荳蔻

龍腦少許

右除龍腦令研外都擣羅以棗膏與熟蜜合和得中入臼杵令不粘杵即止丸如梧桐子大每燒一丸欲盡其煙直上如一毬子移時不散

窨香法

凡和合香須入窨貴其燥濕得宜也每合香和訖約多少用不津器貯之封之以蠟紙於靜室屋中入地三五寸瘞之月餘日取出逐旋開取然之則其香尤酷烈也

薰香法

凡薰衣以沸湯一大甌置薰籠下以所薰衣覆之令潤氣通徹貴香入衣難散也然後於湯爐中燒

香餅子一枚以灰蓋或用薄銀楪子尤妙置香在上薰之常令煙得所薰訖疊衣隔宿衣之數日不散

造香餅子法

軟灰三斤蜀葵葉或花一斤半（貴其粘）同擣令匀細如末可丸更入薄糊少許每如彈子大捍作餅子曬乾貯甆瓶內逐旋燒用如無葵則以炭中半入紅花滓同擣用薄糊和之亦可

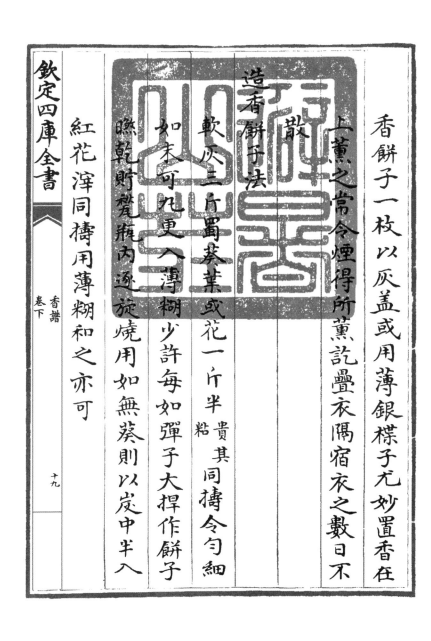

香譜卷下

二·陳氏香譜（四卷）

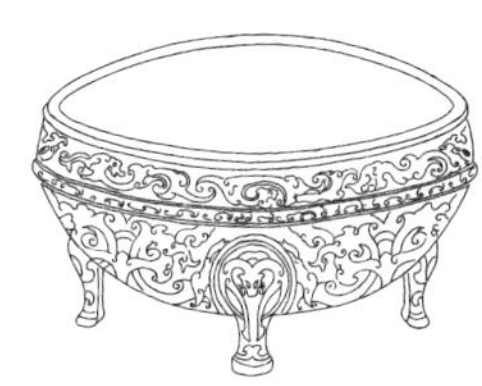

宋·陳敬

欽定四庫全書　　子部九

陳氏香譜　　譜録類器物之屬

提要

臣等謹案陳氏香譜四卷宋陳敬撰敬字子中河南人其仕履未詳首有至治壬戌熊朋來序亦不載敬之本末是書凡集沈立洪芻以下十一家之香譜彚為一書徵引旣繁不免以浩博為長稍踰限制若香名香品歴代

凝和製造之方載之宜也至於經傳中字句偶涉而實非龍涎迷迭之比如卷首引左傳黍稷馨香等語寥寥數則以為溯源經傳殊為無謂此葢仿齊民要術首援經典之例而失之者也至於本出經典之事乃往往掛漏如鬱金香載說文之說而周禮鬱人條下鄭康成之註顧獨遺之則又舉遠而畧近矣然十一家之譜今不盡傳敬能薈粹羣言為之

總滙佚文遺事多賴以傳要於考證不為無

益也乾隆四十九年三月恭校上

總纂官臣紀昀臣陸錫熊臣孫士毅

總校官臣陸費墀

陳氏香譜原序

香者五臭之一而人服媚之至於為香譜非世宦博物嘗杭舶浮海者不能悉也河南陳氏香譜自子中至浩卿再世乃脫稾凡洪顏沈葉諸譜具在此編集其大成矣詩書言香不過黍稷蕭脂故香之為字從黍作甘古者從黍稷之外可焫者蕭可佩者蘭可鬯者鬱名為香草者無幾此時譜可無作楚辭所録名物漸多猶未取於遐裔也漢唐以來言香者必取南海之產故不可無

譜浩卿過彭蠡以其譜視釣者熊朋來俾為序釣者驚曰豈其乏使而及我子再世成譜亦不易宜遴序者豈無蓬萊玉署懷香握蘭之仙儒又豈無喬木故家芝蘭芳馥之世卿豈無島服夷言誇香詫寶之舶官又豈無神州赤縣進香受爵之少府豈無寳梵琳房閒思道韻之高人又豈無瑶英玉蕊羅襦薌澤之女士凡知香者皆使序之若僕也灰釘之望既窮薰習之夢久斷空有廬山一峯以為爐峯頂片雲以為香子并收入譜矣每憶

劉季和香癖過爐薰身其主簿張恒以為俗恒可謂直諒之友季和能笑領其言亦庶幾善補過者有士於此如荀令君至人家坐席三日香梅舉士每晨袖覆爐撮袖以出坐定放香是富貴自好者所為未聞聖賢為此惜其不遇張恒也按禮經容臭者童孺所佩茝蘭者婦輩所釆大丈夫則自有流芳百世者在故魏武猶能禁家內不得薰香謝玄佩香囊則安石患之然琴牕書室不得此譜則無以治爐薰至於自薰知見抑存乎其人遂

長揖謝客鼓棹去客追録為香譜序至治壬戌蘭秋彭

蠡釣徒熊朋來序

欽定四庫全書

陳氏香譜卷一

宋 陳敬 撰

許氏說文香芳也篆以黍从甘隷省作香春秋傳曰黍稷馨香凡香之屬皆從香香之遠聞曰馨香之美者曰䭯踈土反香之氣曰馦許兼反曰馣烏合反曰馧於云反曰馥扶福反曰䭲於蓋反曰馤同上曰馪四民反曰馢則前反曰馛蒲撥曰䭳香幽反曰馝毗必反曰馞蒲役反曰馠火含反曰馩符分反曰馚

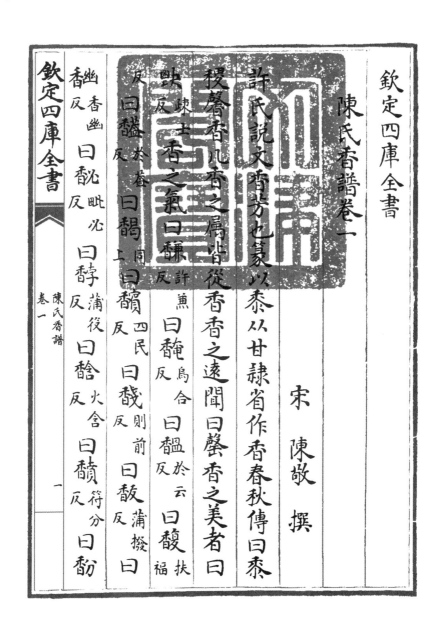

（同上）曰⿰香覃（徒含反）曰⿰香奉（蒲蠓反）曰⿰香旁（薄庚反）曰⿰香孚（陀胡反）曰⿰香奇（於騎反）曰⿰香尼（女氏反）曰⿰香出（普沒反）曰⿰香肉（滿結反）曰⿰香未（普威反）曰⿰香翁（烏孔反）曰⿰香賣（毗霄反）曰⿰香令（步結反）曰⿰香害（許葛反）曰馡（甫微反）

香品舉要云香最多品類出交廣崖州及海南諸國然秦漢以前未聞惟稱蘭蕙椒桂而已至漢武奢廣尚書郎奏事者始有含雞舌香其他皆未聞迨晉武時外國貢異香始此及隋除夜火山燒沉香甲煎不計數海南諸品畢至矣唐明皇君臣多有沉檀腦麝為亭閣何多

也後周顯德間昆明國又獻薔薇水矣昔所未有今皆有

焉然香者一也或出於草或出於木或花實或節或葉

或皮或液或又假人力而煎和成有供焚者有可佩者

又有充入藥者詳列如左

至治馨香感于神明　書君陳

黍稷非馨明德惟馨

弗惟德馨香　書酒誥

其香始升上帝居歆　詩生民

有飶其香邦家之光　詩載芟

黍稷馨香　左氏傳

蘭有國香　左氏傳

其德足用昭其馨香　國語

如入芝蘭之室久而不聞其香　家語

香品

龍腦香

唐本草云出婆律國樹形似杉木子似荳蔻皮有甲錯婆律膏是根下清脂龍腦是根中乾脂味辛香入口

段成式云亦出波斯國樹高八九丈大可六七圍葉圓而皆白無花實其樹有肥瘦瘦者出龍腦香肥者出婆律膏香在木心中婆律斷其樹剪取之其膏於木端流出圖經云南海山中亦有此木唐天寳中交阯貢龍腦皆如蟬蠶之形彼人言有老根節方有之然極難禁中呼瑞龍腦帶之衣衿香聞十餘步令海南龍腦多用火煏成片其中容偽　陶隱居云生西海婆律國婆律樹中脂也如白膠香狀味苦辛微溫無毒主内外障眼去

三蟲療五痔明目鎮心秘精又有蒼龍腦主瘋疹點面入膏煎良久可點眼其明淨如雪花者善久經風日或如麥麩者不佳宜合黑荳糯米相思子貯之甆器內則不耗今復有生熟之異稱生龍腦即是所載是也其絶妙者曰梅花龍腦有經火飛結成塊者謂之熟龍腦氣味差薄葢益以他物也　葉庭珪云渤泥三佛齊亦有之乃深山窮谷千年老杉樹枝幹不損者若損動則氣泄無腦矣其土人解為板板傍裂縫腦出縫中劈而取

之大者成片俗謂之梅花腦其次謂之速腦速腦之中又有金腳其碎者謂之米腦鋸下杉屑與碎腦相雜者謂之蒼腦取腦已淨其杉板謂之腦本與鋸屑同擣碎和置甆盆中以笠覆之封其縫熱灰煨熇其氣飛上凝結而成塊謂之熟腦可作面花耳環佩帶等用又有一種如油者謂之腦油其氣勁於腦可浸諸香　陳正敏云龍腦出南天竺木本如松初取猶濕斷為數十塊尚有香日久木乾循理拆之其香如雲母者是也與中土

人取樟腦頗異　今按段成式所述與此不同故兩存之

婆律香

本草拾遺云出婆律國其樹與龍腦同乃樹之清脂也除惡氣殺蟲蛀詳見龍腦香

沉水香

唐本草云出天竺單于六國與青桂雞骨棧香同是一樹葉似橘經冬不凋夏生花白而圓細秋結實如檳榔

其色紫似葚而味辛療风水毒腫去惡氣樹皮青色木似榆柳重實黑色沉水者是今復有生黄而沉水者謂之臘沉又有不沉者謂之生結即棧香也拾遺解紛云其樹如椿常以水試乃知　葉庭珪云沉香所出非一真臘者為上占城次之渤泥最下真臘之真又分三品緑洋極佳三濼次之勃羅間差弱而香之大概生結者為上熟脫者次之堅黑為上黄者次之然諸沉之形多異而名亦不一有狀如犀角者如燕口者如附子者如

梭者是皆因形為名其堅緻而紋横者謂之横隔沉大抵以所產氣色為高而形體非所以定優劣也緑洋三濼勃羅間皆真臘屬國　談苑云一樹出香三等曰沉曰棧曰黄熟　倦遊録云沉香木嶺南瀕海諸州尤多大者合抱山民或以為屋為橋梁為飯甑然有香者百無一二蓋木得水方結多在折枝枯幹中或為棧或為黄熟自枯死者謂之水盤香高竇等州產生結香蓋山民見山木曲折斜枝必以刀斫成坎經年得雨水漬遂

結香復鋸取之刮去白木其香結為斑點亦名鷓鴣斑沉之良久在瓊崖等州俗謂之角沉乃生木中取者宜用薰裛黃沉乃枯木中得者宜入藥黃臘沉尤難得按南史云置水則沉故名沉香浮者棧香也　陳正敏云水沉出海南凡數重外為斷白次為棧中為沉今嶺南巖高峻處亦有之但不及海南者香氣清婉耳諸夷以香樹為槽而飼雞犬故鄭文寶詩云沉檀香植在天涯賤等荊衡水面槎未必為槽飼雞犬不如煨燼向高家

令按黄臘沉削之自卷嚙之柔韌者是餘見第四卷

丁晉公天香傳中

生沉香

一名蓬萊香　葉庭珪云出海南山西其初連木狀如粟棘房土人謂棘香刀剜去木而出其香則堅緻而光澤士大夫目為蓬萊香氣清而長耳品雖侔於真臘然地之所產者少而官於彼者乃得商舶罕獲焉故直常倍於真臘所產者云

蕃香

一名蕃沉　葉庭珪云出渤泥三佛齊氣獷而烈價視真臘綠洋減三分之二視占城減半矣治冷氣醫家多用之

青桂香

本草拾遺云即沉香同樹細枝緊實未爛者　談苑云沉香依木皮而結謂之青桂

棧香

本草拾遺云棧與沉同樹以其肌理有黒脉者為别

葉庭珪云棧香乃沉香之次者出占國氣味與沉香相類但帶木頗不堅實故其品亞於沉而後於熟脱焉

黄熟香

亦棧香之類也但輕虚枯朽不堪者今和香中皆用之

葉庭珪云黄熟香夾棧黄熟香諸蕃皆出而真臘為上黄而熟故名焉其皮堅而中腐者形狀如桶故謂之黄熟桶其夾棧而通黒者其氣尤勝故謂之夾棧黄熟

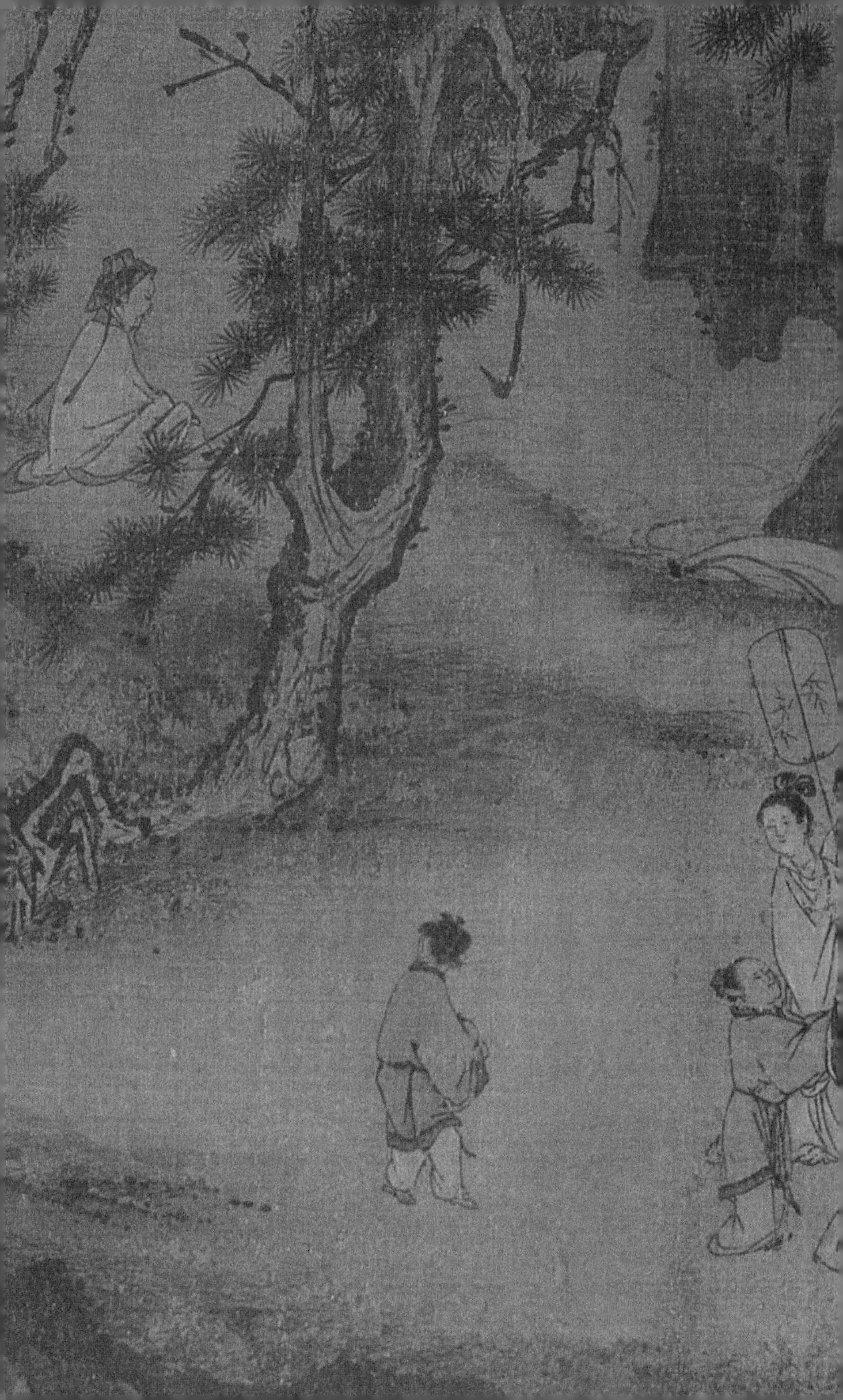

西園雅集

南宋　馬遠　絹本設色　縱 29.5 厘米　横 302 厘米　現藏美國納爾遜－阿特金斯藝術博物館

馬遠（一一四〇—一二二五），南宋畫家。字遥父，號欽山，與李唐、劉松年、夏圭并稱『南宋四大家』。出身繪畫世家，曾爲光宗、寧宗兩朝畫院待詔，擅畫花鳥、人物，尤長山水，構圖上善於小中見大，與夏圭同屬水墨蒼勁一派，有『馬夏』之稱。傳世畫作有《寒江獨釣圖》《水圖》《踏歌圖》等。

西園曾是北宋貴族、著名畫家王詵的宅第園林，王詵琴棋書畫皆擅，與蘇軾、蘇轍、黄庭堅、秦觀、李公麟、米芾等文人雅士同氣相求，常集於西園吟詩作畫。《西園雅集》即藝術地再現了此場景，米芾爲之題記曰：『水石潺湲，風竹相吞，爐烟方裊，草木自馨。人間清曠之樂，不過如此。嗟呼！洶涌于名利之域而不知退者，豈易得此哉？』

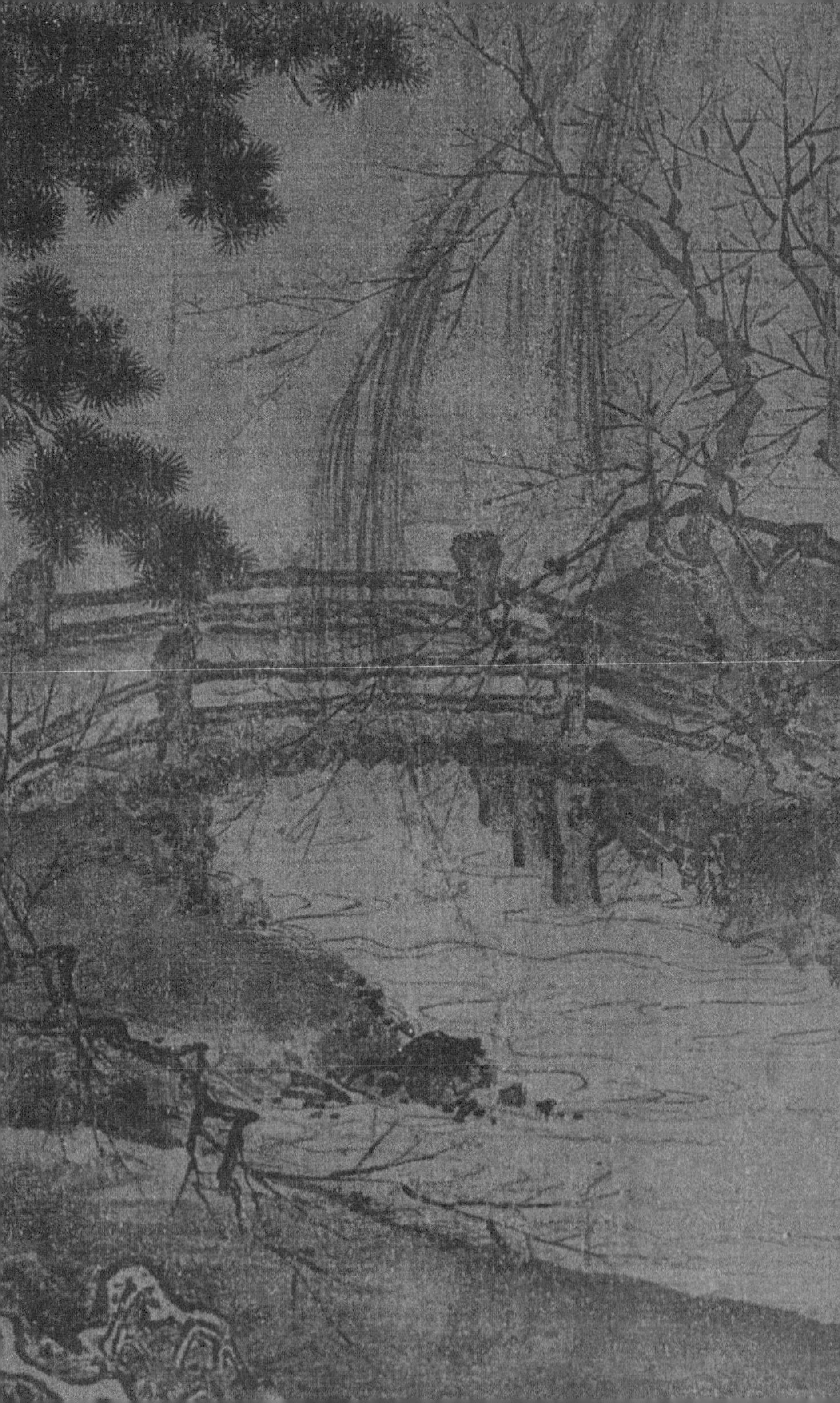

此香雖泉人之所日用而夾棧居上品

葉子香

一名龍鱗香葢棧之薄者其香尤勝於棧　談苑云沉香在土歲久不待刓剔而精者

雞骨香

本草拾遺云亦棧香中形似雞骨者

水盤香

類黄熟而殊大多雕刻為香山佛像並出舶上

白眼香

亦黄熟之别名也其色差白不入藥品和香或用之

檀香

本草拾遺云檀香其種有三曰白曰紫曰黄白檀樹出海南主心腹痛霍亂中惡鬼氣殺蟲 唐本草云味鹹微寒主惡風毒出崑崙盤盤之國主消風腫又有紫真檀人磨之以塗風腫雖不生於中土而人間偏有之

葉庭珪云檀香出三佛齊國氣清勁而易洩爇之能奪

衆香皮在而色黄者謂之黄檀皮腐而色紫者謂之紫檀氣味大率相類而紫者差勝其輕而脆者謂之沙檀藥中多用之然香樹頭長商人截而短之以便負販恐其氣瀉以紙封之欲其滋潤故也　陳正敏云亦出南天竺末耶山崖谷間然其他雜木與檀相類者甚衆殆不可別但檀木性冷夏月多火蛇蟠繞人遠望見有蛇處即射箭記之至冬月蛇蟄人乃伐而取之也

木香

本草云一名密香從外國船上來葉似薯蕷而根大花紫色功效極多味辛溫無毒主辟瘟疫療氣勞氣不足消毒殺蟲毒今以如雞骨堅實嚙之粘牙者為上復有馬兜苓根名曰青木香非此之謂也或云有二種亦恐非耳一謂之雲南根

降真香

南州記云生南海諸山大秦國亦有之　海藥本草云味溫平無毒主天行時氣宅舍怪異並燒之有驗　列

仙傳云燒之感引鶴降醮星辰燒此香妙爲第一小兒佩之能辟邪氣狀如蘇枋木燃之初不甚香得諸香和之則特美　葉庭珪云出三佛齊國及海南其氣勁而遠能辟邪氣泉人每歲除家無貧富皆焚之如燔柴雖在處有之皆不及三佛齊國者一名紫藤香今有蕃降廣降之别

生熟速香

葉庭珪云生速香出真臘國熟速香所出非一而真臘

尤勝占城次之渤泥最下伐樹去木而取香者謂之生速香樹仆於地木腐而香存者謂之熟速香生速氣味長熟速氣味易焦故生者為上熟者次之

暫香

葉庭珪云暫香乃熟速之類所産高下與熟速同但脫者謂之熟速而木之半存者謂之暫香其香半生熟商人以刀刳其木而出香擇尤美者雜於熟速而貨之故市者亦莫之辨

鷓鴣斑香

葉庭珪云出海南與真臘生速等但氣味短而薄易燼其厚而沉水者差久文如鷓鴣斑故名焉亦謂之細冒頭至薄而沉

烏里香

葉庭珪云出占城國地名烏里土人伐其樹札之以爲香以火焙乾令香脂見於外以輸租役商人以刀刳其木而出其香故品下於他香

生香

葉庭珪云生香所出非一樹小老而伐之故香少而木多其直雖下於烏里然削木而存香則勝之矣

交趾香

葉庭珪云出交趾國微黑而光氣味與占城棧香相類然其地不通商船而土人多販於廣西之欽州欽人謂之光香

乳香

廣志云即南海波斯國松樹脂紫赤色如櫻桃者名曰
乳香葢薰陸之類也仙方多用辟邪其性溫療耳聾中
風口噤婦人血風能發酒治風冷止大腸洩澼療諸瘡
癤令内消今以通明者爲勝目曰滴乳其次曰揀香又
次曰瓶香然多夾雜成大塊如瀝青之狀又其細者謂
之香纏　沈存中云乳香本名薰陸以其下如乳頭者
謂之乳頭香　葉庭珪云一名薰陸香出大食國之南
數千里深山窮谷中其樹大抵類松以斤斫樹脂溢於

外結而成香聚而為塊以象輦之至於大食大食以舟
載易外貨於三佛齊故香常聚于三佛齊三佛齊每歲
以大船至廣與泉廣泉二船視香之多少為殿最而香
之品十有三其最上品者為揀香圓大如乳頭俗所謂
滴乳是也次曰瓶乳其色亞於揀香又次曰瓶香言收
時量重置於瓶中在瓶香之中又有上中下三等之別
又次曰袋香言收時只置袋中其品亦有三等又次曰
乳榻盝香在舟中鎔榻在地雜以沙石者又次黑榻香

之黑色者又次曰水濕黑榻盔香在舟中為水所浸漬而氣變色敗者也品雜而碎者曰斫削簸揚為塵者曰纏末此乳香之別也　溫子皮云廣州蕃藥多偽者偽乳香以膠香攪糟為之但燒之烟散多此聲者是也真乳香與茯苓共嚼則成水　又云皖山石乳香玲瓏而有蜂窠者為真每爇之次爇沉檀之屬則香氣為乳香烟罩定難散者是否則白膠香也

薰陸香

廣志云生南海又僻方即羅香也　海藥本草云味平溫毒清神一名馬尾香是樹皮鱗甲採復生　唐本草云出天竺國及邯鄲似楓松脂黃白色天竺者多白邯鄲者夾綠色香不甚烈微溫主伏尸惡氣療風水腫毒

安息香

本草云出西戎樹形似松栢脂黃色為塊新者亦柔韌味辛苦無毒止心痛惡氣鬼疰　後漢書西域傳安息國去雒陽二萬五千里北至康居其香乃樹皮膠燒之

通神明辟衆惡　酉陽雜俎云出波斯國其樹呼為辟邪樹長三丈許皮色黄黑葉有四角經冬不彫二月有花黄色心微碧不結實刻皮出膠如飴名安息香　葉庭珪云出三佛齊國乃樹之脂也其形色類胡桃穰而不宜於燒然能叢衆香故多用之以和香焉　温子皮云辨真安息香每燒之以厚紙覆其上香透者是否則偽也

篤耨香

葉庭珪云出真臘國亦樹之脂也樹如松杉之類而香藏於皮樹老而自然流溢者也色白而透明故其香雖盛暑不融土人既取之矣至夏月以火環其樹而炙之令其脂液再溢及冬月沍寒即其凝而復取之故其香冬凝而夏融土人盛之以匏瓢至暑月則鑽其瓢而周為孔藏之水中欲其陰涼而氣通以泄其汗故得不融舟人易以甆器不若於瓢也其氣清遠而長或以樹皮相雜則色黑而品下矣香之性易融而暑月之融多滲

於瓢故斷瓢而爇之亦得其典型今所謂葫蘆瓢者是也

瓢香

瑣碎録云三佛齊國以瓠瓢盛薔薇水至中國水盡碎其瓢而爇之與篤耨瓢略同又名乾葫蘆片以蒸香最妙

金顔香

西域傳云金顔香類薫陸其色赤紫其烟如凝漆沸超

不甚香而有酸氣合沉檀為香焚之極清婉　葉庭珪云出大食及真臘國所謂三佛齊出者蓋自二國販至三佛齊三佛齊乃販入中國焉其香則樹之脂也色黄而氣勁善於聚衆香今之為龍涎軟香佩帶者多用之蕃人方以和氣塗身

詹糖香

本草云出晉安岑州及交廣以南樹似橘煎枝葉為之似糖而黑多以其皮及蠹糞雜之難得純正者惟軟乃

佳

蘇合香

神農本草云生中臺州谷　陶隱居云俗傳是獅子糞外國說不爾今皆從西域來眞者難别　紫赤色如紫檀堅實極芬香重如石燒之灰白者佳主辟邪瘧癇鬼疰去三蟲　西域傳云大秦國一名犂犍以在海西亦名雲漢海西國地方數千里有四百餘城人俗有類中國故謂之大秦國人合香謂之香煎其汁為蘇合油其

津爲蘇合油香　葉庭珪蘇合香油亦出大食國氣味類於篤耨以濃淨無滓者爲上蕃人多以之塗身近閩中病大瘋者亦倣之可合軟香及入藥用

亞濕香

葉庭珪云出占城國其香非自然乃土人以十種香擣和而成味濕而重氣和而長爇之勝於他香

塗肌拂手香

葉庭珪云二香俱出真臘占城國土人以腦麝諸香擣

和而成或以塗肌或以拂手其香經宿不歇惟五羊至
今用之他國不尚焉

雞舌香

唐本草云生崑崙國及交廣以南樹有雌雄皮葉並似
栗其花如梅結實似棗核者雌樹也不入香用無子者
雄樹也採花釀以成香香微溫止心痛惡瘡療風毒去
惡氣

丁香

山海經云生東海及崑崙國二三月花開七月方結實　開寶本草註云生廣州樹高丈餘淩冬不彫葉似櫟而花圓細色黄子如丁長四五分紫色中有麄大長寸許者俗呼為母丁香擊之則順理折味辛主風毒諸腫能發諸香及止心痛霍亂嘔吐甚驗　葉庭珪云丁香一名丁子香以其形似丁子也雞舌香丁香之大者今所謂丁香母是也　日華子云雞舌香治口氣所以三省故事郎官含雞舌香欲其奏事對答其氣芬芳至今

方書為然出大食國

鬱金香

魏畧云生大秦國二三月花如紅藍四五月採之甚香十二葉為百草之英　本草拾遺云味苦無毒主蟲毒鬼疰鵶鶻等臭除心腹間惡氣入諸香用　説文云鬱金香芳草也十葉為貫百二十貫採以煑之為鬯一曰鬱鬯百草之華遠方所貢芳物合而釀之以降神也物類相感志云出伽毗國華而不實但取其根而用之

迷迭香

廣志云出西域魏文帝有賦亦嘗用　本草拾遺云味

辛溫無毒主惡氣令人衣香燒之去臭

木密香

内典云狀若槐樹　異物志云其華如椿　交州記云

樹似沉香　本草拾遺云味甘溫無毒主辟惡去邪鬼

疰生南海諸山中種之五六年乃有香

藒車香

本草拾遺云味辛溫主鬼氣去臭及蟲魚蛀物生彭城高數尺黃葉白花 爾雅云藒車芞輿注曰香草也

必栗香

内典云一名花木香似老椿 海葉本草云味辛溫無毒主鬼疰心氣痛斷一切惡氣葉落水中魚暴死木可為書軸碎白魚不損書

艾蒳香

廣志云出西域似細艾又有松樹皮上緑衣亦名艾蒳

可以合諸香燒之能聚其烟青白不散　本草拾遺云味溫無毒主惡氣殺蛀蟲主腹内冷洩痢一名石芝字統云香草也　異物志云葉如栟櫚而小子似檳榔可食

兜婁香

異物志云出海邉國如都梁香　本草云性微溫療霍亂心痛主風水腫毒惡氣止吐逆亦合香用莖葉似水

今按此香與今之兜婁香不同

白茅香

本草拾遺云味甘平無毒主惡氣令人身香煑汁服之主腹内冷痛生安南如茅根道家以之煑湯沐浴云

茅香花

唐本草云生劒南諸州其莖葉黑褐色花白非白茅也味苦溫無毒主中惡溫胃止嘔吐葉苗可煑湯浴辟邪氣令人身香

兜納香

廣志云生驃國　魏畧云出大秦國　本草拾遺云味甘温無毒去惡氣温中除冷

耕香

南方草木狀云耕香莖生細葉　本草拾遺云味辛温無毒主臭鬼氣調中生烏滸國

雀頭香

本草云即香附子也所在有之葉莖都是三稜根若附子周匝多毛交州者最勝大如棗核近道者如杏仁許

荆襄人謂之莎草根大能下氣除胸腹中熱合和香用之尤佳

芸香

倉頡解詁曰芸蒿葉似邪蒿可食　魚豢典畧云芸香辟紙魚蠹故藏書臺稱芸臺　物類相感志云香草也　說文云似苜蓿　雜禮圖云芸即蒿也香美可食今江東人餌為生菜

零陵香

南越志云一名燕草又名薰草生零陵山谷葉如羅勒

山海經云薰草麻葉而方莖赤花而黑實氣如蘼蕪可

以止癘即零陵香　本草云味苦無毒主惡氣注心腹

痛下氣令體香和諸香或作湯丸用得酒良

都梁香

荆州記云都梁縣有山山上有水其中生蘭草因名都

梁香形如藿香古詩博山罏中百和香鬱金蘇合及都梁

廣志云都梁在淮南亦名煎澤草也

白膠香

唐本草云樹高大木理細鞕葉三角商洛間多有五月斫爲坎十二月收脂　經史類證本草云楓樹所在有之南方及關陝尤多樹似白楊葉圓而岐二月有花白色乃連著實大如鳥卵八九月熟曝乾可燒　開寶本草云味辛苦無毒主癮疹風痒浮腫即楓香脂也

芳草

本草云即白芷也一名茝又名莞又名苻離一名澤芬

生下濕地河東川谷尤勝近道亦有之道家以此香能
去尸蟲

龍涎香

葉庭珪云龍涎出大食國其龍多蟠伏於洋中之大石
卧而吐涎涎浮水面土人見烏林上異禽翔集衆魚遊
泳爭嘈之則殳取焉然龍涎本無香其氣近於臊白者
如百藥煎而膩理黒者亞之如五靈脂而光澤能發衆
香故多用之以和香焉　潛齋云其涎如膠每兩與金

等舟人得之則巨富矣　溫子皮云真龍涎燒之置杯水於側則烟入水假者則散嘗試之有驗

甲香

唐本草云蠡類生雲南者大如掌青黃色長四五寸取靨燒灰用之南人亦煮其肉噉今合香多用謂能發香復末香烟傾酒蜜煮製方可用法見後　溫子皮云正甲香本是海螺靨子也唯廣南來者其色青黃長三寸河中府者只濶寸許嘉州亦有如錢樣大於木上磨令

熱即投醲酒中自然相合者是也若合香偶無甲香則
以鱟殻代之其勢力與衆香均尾尤好
麝香
唐本草云生中臺川谷及雍州益州皆有之　陶隱居
云形類麞常食栢葉及噉蛇或於五月得者往往有蛇
骨主辟邪殺鬼精中惡風毒療蛇傷多以當門一子真
香分揉作三四子刮取血膜雜以餘物大都亦有精粗
破皮毛共在裹中者為勝或有夏食蛇蟲多至寒月香

滿入春患急痛自以脚剔出人有得之者此香絕勝帶麝非但取香亦以辟惡其真香一子着腦間枕之辟惡夢及尸疰鬼氣或傳有水麝臍其香尤美　洪氏云唐天寶中廣中獲水麝臍香皆水也每以針取之香氣倍於肉臍　倦遊錄云商汝山多羣麝所遺糞嘗就一處雖遠逐食必還走之不敢遺跡他所慮為人獲人反以是求得必掩羣而取之麝絕愛其臍每為人所逐勢急即自投高嵓舉爪裂出其香就執而死猶拱四足保其

臍李商隱詩云逐嵒麝香退

麝香木

葉庭珪云出占城國樹老而朴埋於土而腐外黑肉黃赤者其氣類於麝故名焉其品之下者蓋緣伐生樹而取香故其氣惡而勁此香實膧朧尤多南人以為器皿如花梨木類

麝香草

述異記云麝香草一名紅蘭香一名金桂香一名紫述香

蒼梧鬱林郡今呉中亦有麝香草似紅蘭而甚香最宜合香

麝香檀

瑣碎録云一名麝檀香葢西山樺根也爇之類煎香或云衡山亦有不及南者

梔子香

葉庭珪云梔子香出大食國狀如紅花而淺紫其香清越而醞藉佛書所謂薝蔔花是也　段成式云西域薝

蒨花即南方梔子花諸花少六出惟梔子花六出 陶貞伯云梔子翦花六出刻房也簷其花甚香

野悉蜜香

潛齋云出佛林國亦出波斯國苗長七八尺葉似梅葉四時敷榮其花五出白色不結實花開時遍野皆香與嶺南詹糖相類西域人常採其花壓以為油甚香滑唐人以此和香或云薔薇水即此花油也亦見雜俎

薔薇水

葉庭珪云大食國花露也五代時蕃將蒲訶散以十五瓶効貢厥后罕有至者今則採茉莉花蒸取其液以代焉然其水多偽雜試之當用琉璃瓶盛之翻摇數四其泡自上下者爲真　後周顯德五年昆明國獻薔薇水十五瓶得自西域以之洒衣衣敝而香不滅

甘松香

廣志云生涼州　本草拾遺云味温無毒主鬼氣卒心腹痛脹滿發生細葉煑湯沐浴令人身香

蘭香

川本草云味辛平無毒主利水道殺蟲毒辟不祥一名水香生大吳池澤葉似蘭尖長有岐花紅白色而香俗呼為鼠尾香煑水浴治風

木樨香

向余異苑圖云岩桂一名七里香生匡廬諸山谷間八九月開花如棗花香滿岩谷採花陰乾以合香甚奇其木堅韌可作茶品紋如犀角故號木犀

馬蹄香

本草云即杜蘅也葉似葵形如馬蹄俗呼為馬蹄香藥中少用惟道家服令人身香

蘹香

本草云即茴香葉細莖麤高者五六尺叢生人家庭院中其子療風

蕙香

廣志云蕙草緑葉紫花魏武帝以為香燒之

蘼蕪香

本草云蘼蕪一名薇蕪香草也魏武帝以之藏衣中

茘枝香

通志草木畧云茘枝亦曰離支始傳於漢世初出嶺南後出蜀中今閩中所產甚盛　南海藥譜云茘枝熟人未採則百蟲不敢近纔採之則烏鳥蝙蝠之類無不殘傷今以形如丁香如茲梅者為上取其殻合香甚清馥

木蘭香

類證本草云生零陵香谷及泰山一名林蘭一名杜蘭皮似桂而香味苦寒無毒主明耳目去臭氣　陶隱居云今諸處皆有狀如楠樹皮甚薄而味辛香益州者皮厚狀如厚朴而氣味為勝今東人皆以山桂皮當之亦相類道家用合香　通志草木畧云世言魯般刻木蘭舟在七里洲中至今尚存凡詩所言木蘭即此耳

玄臺香

一名玄參　本草云味苦寒無毒明目定五臓生河南

州谷及寃句三四月採根暴乾　陶隱居云今出近道處處有之莖似人參而長大根甚黒亦微香道家時用亦以合香　圖經云二月生苗葉似脂麻叉視如柳細莖青紫

顗風香

今按此香乃占城之至精好者葢香樹交枝曲榦兩相戛磨積有歲月樹之津液菁英結成伐而取之老節油透者亦佳潤澤頗類蜜清者最佳熏衣可經累日香氣

不止今江西道臨江路清江鎮以此香爲香中之甲品價常倍於他香

迦蘭木

一作迦藍木　今按此香本出迦蘭國亦占香之種也或云生南海補陀巖葢香中之至寶其價與金等

排香

安南志云婦事者多種之五六年便有香也　今按此香亦占香之大片者又謂之壽香葢獻壽者多用之

紅兠婁香

今按此香即麝檀香之别也

大食水

今按此香即大食國薔薇露也本土人每曉起以爪甲於花上取露一滴置耳輪中則口眼耳鼻皆有香氣終日不散

猨兒香

一名猨兒土一名猨兒泥一名烏爺土今按此香乃烏

翁國薔薇樹下土也本國人呼曰海今訛傳為孩兒葢薔薇四時開花雨露滋沐香滴於土凝如菱角塊者佳人今合茶餅者往往用之

紫茸香

一名狨香　今按此香亦出沉速香之中至薄而膩理色正紫黑焚之雖數十步猶聞其香或云沉之至精者近時有人得此香因禱祠爇於山上而下上數里皆聞之

珠子散香

滴乳香之至瑩淨者

喃吺哩香

喃吺哩國所產降真香也

薰華香

今按此香葢以海南降真劈作薄片用大食薔薇水浸透於甑内蒸乾慢火爇之最為清絶漳鎮所售尤佳

欖子香

今按此香出占城國葢占香樹為蟲蛀鏤香之英華結子水心中蟲所不能蝕者形如橄欖核故名焉

南方花

余向云南方花皆可合香如茉莉闍提佛桑渠那香花本出西域佛書所載其後傳本來閩嶺至今遂盛又有大含笑花素馨花就中小含笑香尤酷烈其花常若菡萏之未敷者故有含笑之名又有麝香花夏開與真麝無異又有麝香木亦芬烈似麝臍堪資採合此等皆畏

寒故此地莫能植也或傳吳家香用此諸花合　温子皮云素馨茉莉摘下花蕊香纔過即以酒噀之復香凡是生香蒸過為佳每四時遇花之香者皆次次蒸之如梅花瑞香酴醾蜜友梔子茉莉木犀及橙橘花之類皆可蒸他日爇之則羣花之香畢備

花薰香訣

用好降真香結實者截斷約一寸許利刀劈作薄片以豆腐漿煮之候水香去水又以水煮至香味去盡取出

再以末茶或葉茶煮百沸漉出陰乾隨意用諸花薰之其法以淨瓦缶一箇先鋪花一層鋪香片一層鋪花一層及香片如此重重鋪盡了油紙封口飯甑上蒸少時取起不得解待過數日取燒則香氣全矣　或以舊紙

竹辟簀依上煮製代降真採橘葉搗爛代諸花薰之其香清若春時曉行山徑所謂草木真天香殆此之謂

香草名釋

遯齋閒覽云楚辭所詠香草曰蘭曰蓀曰茝曰葯曰虈

曰芷曰荃曰蕙曰蘼蕪曰江蘺曰杜若曰杜蘅曰藒車曰葍蓃其類不一不能盡識其名狀釋者但一切謂之香草而已其間一物而備數名者亦有與今人所呼不同者如蘭一物傳謂有國香而諸家之說但各以色自相非毀莫辨其真或以為都梁或以為澤蘭或以為蘭草今當以澤蘭為正山中又有一種葉大如麥門冬春開花極香此别名幽蘭也蓀則澗溪中所生今人所謂石菖蒲者然實非菖蒲葉柔脆易折不若蘭蓀葉堅勁

雜小石清水植之盆中久而鬱茂可愛茝葯虈芷雖有四名而祗是一物今所謂白芷是也蕙即零陵也一名薰蘼蕪即芎藭苗也一名江蘺若即山薑也杜蘅今人呼為馬蹄香惟荃與蕅車留夷終莫能識騷人類以香草比君子耳他日求田問舍當求其本列植欄檻以為楚香亭欲為芬芳滿前終日幽對相見騷人之雅趣以寓意耳

通志草木畧云蘭即蕙蕙即薰薰即零陵香楚辭云滋蘭九畹植蕙百畝互言也古方謂之薰草故

名醫别録出薰草條近方謂之零陵香故開寳本草出零陵香條神農本經謂之蘭余昔修本草以二條貫於蘭後明一物也且蘭舊名煎澤草婦人和油澤頭故以名焉　南越志云零陵香一名燕草又名薰草即香草生零陵山谷今湖嶺諸州皆有　又别録云薰草一名蕙草明薰蕙之蘭也以其質香故可以為膏澤可以塗宫室近世一種草如茅葉而嫩其根謂之土續斷其花馥郁故得蘭名誤為人所賦詠　澤芬曰白芷曰䖃曰

賣曰芄曰荷蘺楚人謂之葯其葉謂之蒿與蘭同德俱生下濕　澤蘭曰虎蘭曰龍棗曰虎蒲曰蘭香曰都梁香如蘭而莖方葉不潤生於水中名曰水香　茈胡曰地薰曰山菜曰茹草葉曰芸蒿味辛可食生銀夏者芬馨之氣射於雲間多白鶴青鶴翱翔其上　瑣碎錄云古人藏書辟蠹用芸芸香草也今七里香是也南人採置席下能辟虱香草之類大率異名所謂蘭蓀即菖蒲也蕙今零陵香也茝今白芷也　朱文公離騷注云蘭

蕙二物本草言之甚詳大抵古之所謂香草必其花葉皆香而燥濕不變故可刈而為佩今之所謂蘭蕙則其花雖香而葉乃無氣其香雖美而質弱易萎非可刈佩也

香異

都夷香

洞冥記云香如棗核食一顆歷月不飢或投水中俄滿大盂也

茶蕪香

茶一作茶　王子年拾遺記云燕昭王時廣延國進二舞人王以茶蕪香屑鋪地四五寸使舞人立其上彌日無跡香出波代國浸地則土石皆香著朽木腐草莫不茂蔚以薫枯骨則肌肉皆香　又見述異記

辟寒香

辟寒香辟邪香瑞麟香金鳳香皆異國所獻　杜陽雜編云自兩漢至唐皇后公主乘七寶輦四面綴五色玉

香囊中貯上四香每一出遊則芬馥滿路

月支香

瑞應圖云天漢二年月支國貢神香武帝取視之狀若燕卵凡三枚似棗帝不燒付外庫後長安中大疫宫人得疾衆使者請香燒一枚以辟疫氣帝然之宫中病者差長安百里内聞其香積數月不歇

振靈香

十洲記云生西海中聚窟洲大如楓而葉香聞數百里

名曰返魂樹伐其根於玉釜中取汁如飴名曰驚精香又曰振靈香又曰返生香又曰馬精香又曰却死香一種五名靈物也死者未滿三日聞香氣即活延和中月氏遣使獻香四兩大如雀卵黑如椹

神精香

洞冥記云波岐國獻神精香一名荃蘼草一名春蕪草一根百條其枝間如竹節柔輭其皮如絲可以為布所謂春蕪布亦曰香荃布又曰如氷紈握之一片滿身皆

香

䤈臍香

酉陽雜俎云出波斯國佛林呼為頂勃梨咃長一丈餘一尺許皮色青薄而極光淨葉似阿魏每三葉生於條端無花結實西域人常以八月伐之至冬抽新條極滋茂若不翦除反枯死七月斷其枝有黃汁其狀如蜜微有香氣入藥療百病

兜末香

本草拾遺云燒之去惡氣除病疫漢武故事云西王母降上燒是香兜渠國所獻如大豆塗宫門香聞百里關中大疫死者相枕籍燒此香疫即止内傳云死者皆起此則靈香非中國所致

沉榆香

封禪記云黄帝列珪玉於蘭蒲席上然沉榆香舂雜寳為屑以沉榆膠和之若泥以分尊卑中外之位

千畝香

述異記云南郡有千畝香林名香往往出其中

沈光香

洞冥記云塗魂國貢闇中燒之有光而堅實難碎太醫院以鐵杵舂如粉而燒之

十里香

述異記云千年松香聞於十里

威香

孫氏瑞應圖云瑞草一名威緌王者禮備則生於殿前

又云王者愛人命則生

返魂香

洪氏云司天主簿徐肇遇蘇氏子徳哥者自言善合返魂香手持香爐懷中取如白檀末撮於爐中烟氣裊裊直上甚於龍腦徳哥微吟曰東海徐肇欲見先靈願此香烟用為導引盡見其父母高曽徳哥云死八十年以前則不可返矣

茵墀香

拾遺記云靈帝熹平三年西域所獻煑為湯辟厲宮人以之沐浴餘汁入渠名曰流香之渠

千步香

述異記云出南海佩之香聞千步也今海隅有千步草是其種也葉似杜若而紅碧相雜　貢籍云南郡貢千步香是也

飛氣香

三洞珠囊云飛氣真檀之香夜泉玄脂朱陵飛氣之香

返生之香真人所燒之香

五香

三洞珠囊云五香樹一株五根一莖五枝一枝五葉一葉開五節五五相對故先賢名之五香之末燒之十日上徹九皇之天即青目香也　雜修養方云五月一日取五木煮湯浴令人至老鬚髮黑　徐鍇注云道家以青木為五香亦名五木

石葉香

拾遺記云此香疊疊如雲母其氣辟厲魏文帝時題腹國所獻

祇精香

洞冥記云出塗魂國燒此香魑魅精祇皆畏避

雄麝香

西京雜記云趙昭儀上姊飛燕三十五物有青木香沉木香九真雄麝香

蘅蕪香

槐蔭消夏圖

南宋　佚名　絹本設色　縱 25 厘米　横 28.5 厘米　現藏故宫博物院

夏日濃蔭下，一高士仰卧于矮榻上，半敞衣衫，閉目蹺足，神態怡然自得。榻頂一頭竪着屏風，榻旁條案上擺着香爐、蠟台、書卷等物，意境清幽。畫面設色古樸，構圖自然，人物刻畫精微，筆墨柔美，氣韻優雅，體現了畫家深厚的繪畫功底。

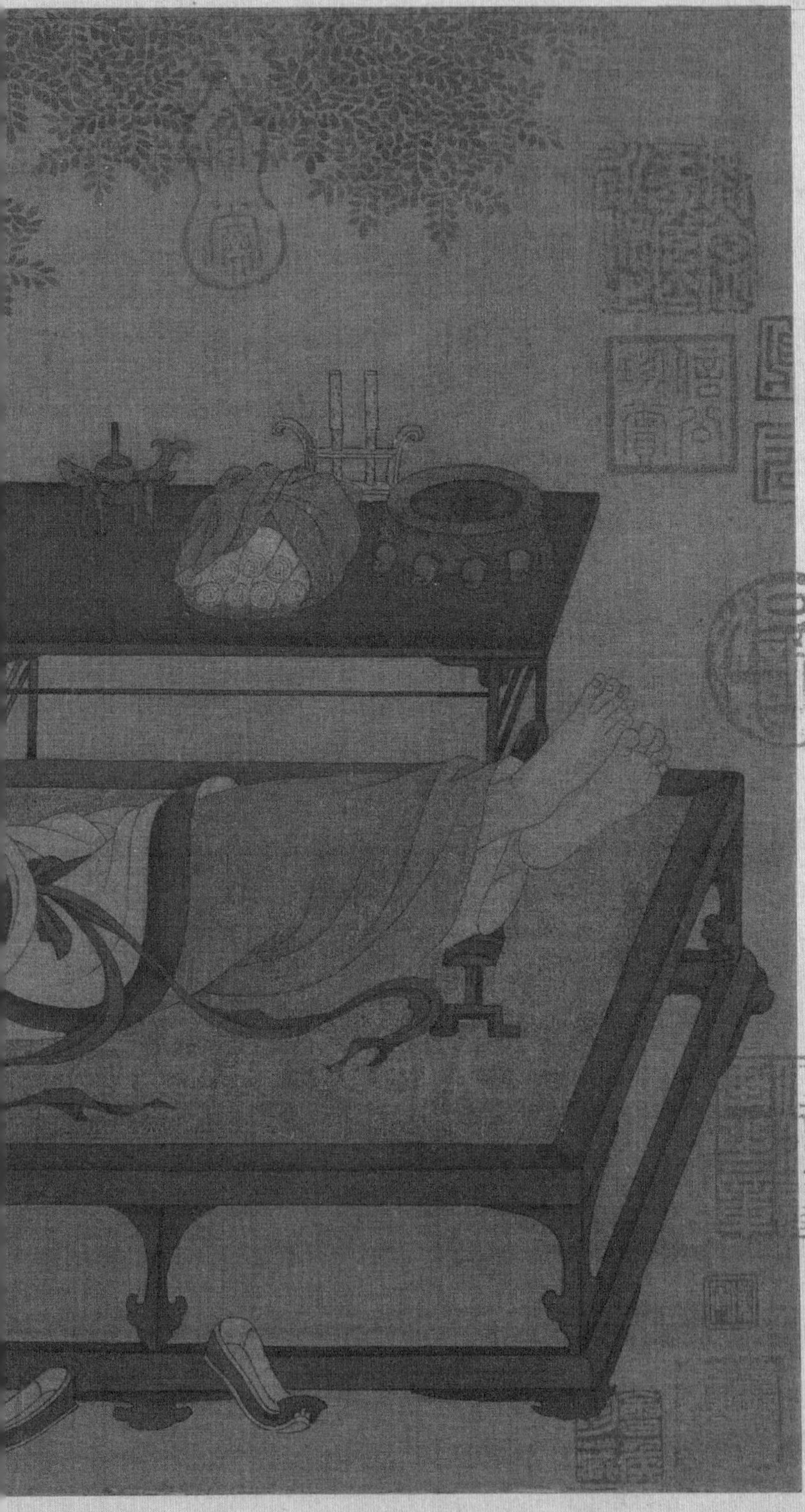

王齊翰

拾遺記云漢武帝夢李夫人授以蘅蕪之香帝夢中驚起香氣猶着衣枕歴月不歇

蘅薇香

賈善翔高道傳云張道陵母夫人自魁星中蘅薇香授之遂感而孕

文石香

洪氏云卞山在潮州山下産無價香有老姥拾得一文石光彩可翫偶墜火中異香聞於遠近收而寶之每投

火中異香如初

金香

三洞珠囊云司命君王易度遊於東坂廣昌之域長樂之鄉天女灌以平露金香八會陽珍瓊鳳玄脯

百和香

漢武内傳云帝於七月七日設坐殿上燒百和香張罽錦幃西王母乘紫雲車而至

金磾香

洞冥記云金日磾既入侍欲衣服香潔變羶酪之氣乃合一香以自薫武帝果悦之

百濯香

拾遺記云孫亮為寵姫四人合四氣香皆殊方異國所獻凡經踐躡安息之處香氣在衣雖濯浣彌年不散因名百濯香復因其室曰思香媚寢

芸輝香

杜陽雜編云載造芸輝堂芸輝者香草也出于闐國其

白如玉入土不朽為屑以塗壁

九和香

三洞珠囊云天人玉女擣羅天香持擎玉爐燒九和之香

千和香

三洞珠囊云峨嵋山孫真人燃千和之香

罽賓香

盧氏雜說楊牧嘗召崔安石食盤前置香一爐烟出如

樓臺之狀崔别聞一香似非爐烟崔思之楊顧左右取白角楪子盛一漆毬子呈崔曰此罽賓國香所聞即此香也

拘物頭花香

唐實録云太宗朝罽賓國進拘物頭花香香數十里

龍文香

杜陽雜編云武帝時所獻忘其國名

鳳腦香

杜陽雜編云穆宗嘗於藏真島前焚之以崇禮敬

一木五香

酉陽雜俎云南海有木根梅檀節沉香花雞舌葉藿香花膠薰陸亦名衆木香

昇霄靈香

杜陽雜編云同昌公主薨上哀痛常令賜紫尼及女道士焚昇霄靈香擊歸天紫金之磬以導靈昇

區撥香

通典云頓遜國出藿香插枝便生葉如都梁以裛衣
國有區撥等花冬夏不衰其花蕊更芬馥亦末為粉以
傅其身焉

大象藏香

釋氏會要云因龍鬬而生若燒其香一丸興大光明細
雲覆上味如甘露也晝夜降其甘雨

兜婁婆香

楞嚴經云壇前别安一小爐以此香煎取香汁浴其炭

然合猛熾

多伽羅香

釋氏會要云多伽羅香此云根香多摩羅跋香此香藿香梅檀譯云與樂即白檀也能治熱病赤檀能治風腫

法華諸香

法華經云須曼那華香闍提華香茉莉華香青赤白蓮華香華樹香果樹香栴檀香沈水香多摩羅跋香多伽羅香象香馬香男香女香拘鞞陀羅樹香曼陀羅華香

硃砂華香曼殊妙華香

牛頭旃檀香

華嚴經云從離垢出若以塗身火不能燒

薰肌香

洞冥記云用薰人肌骨至老不病

香石

物類相感志云員嶠爛石色似肺燒之有香烟聞數百里烟氣升天則成香雲偏潤則成香雨亦見拾遺記

懷夢草

洞冥記云鍾火山有香草武帝思李夫人東方朔獻之帝懷之夢見因名曰懷夢草

一國香

諸蕃記赤土國在海南出異香每一燒一丸聞數百里號一國香

龜中香

述異記云即青桂香之善者

羯布羅香

西域記云其樹松身異華花菓亦别初採既濕尚未有香木乾之後循理而折之其中有香狀如雲母色如氷雪亦名龍腦香

逆風香

波利質國多香樹其香逆風而聞

靈犀香

通天犀角鎊少末與沉香爇之烟氣裊裊直上能抉陰

雲而覩青天故名抱朴子云通天犀角有白理如線置
米羣雞中雞往啄米見犀輒驚欲顧南人呼為駭雞犀
也

玉甤香

好事集云柳子厚每得韓愈之所寄詩文必盥手薰以
玉甤香然後讀之

修製諸香

飛樟腦

樟腦一兩兩盞合之以濕紙糊縫文武火熁半時辰取
起候冷用之　沈譜樟腦不以多少研細無節過細壁
上拌勻挨薄荷汁少許洒在土上以淨盌相合定濕紙
條固四縫甑上蒸之腦子盡飛上盌底皆成氷片是齋
售用樟腦石灰等分同研極細末用油鈚子貯之甆盌
蓋定四面以紙固濟如法勿令透氣底下用木炭火煆
少時取開其腦子已飛在盌蓋上用雞翎掃下再與石
灰等分如前煆之凡六七次至第七次可用漫火煆一

日而止取下掃腦子與杉木盒子鋪在内以乳汁浸兩宿固濟口不令透氣掘地四五尺窨一月不可入藥同上龍腦一兩滑石二兩一處同研入新銚子内文武火炒之上用以磁器蓋之自然飛在蓋上奪真

篤耨

篤耨黑白相雜者用盞盛上飯甑蒸之白浮於面黑沉於下碎録

乳香

乳香尋常用指甲燈草糝米之類同研及水浸鉢研之皆費力惟紙裹置壁隙中良久取研即粉碎　又法於乳鉢下着水輕研自然成末或於火上紙裹略烘瑣碎録

麝香

研麝香須着少水自然細不必羅也入香不宜用多及供佛神者去之

龍腦

龍腦須別器研細不可多用多則撩奪衆香

檀香

須揀真者剉如米粒許慢火煼令烟出紫色斷腥氣即止每紫檀一斤薄作片子好酒二升以慢火煮乾畧煼檀香劈作小片臘茶清浸一宿焙乾以蜜酒同拌令匀再浸一宿慢火炙乾檀香細剉水一升白蜜半升同於鍋内煎五七十沸焙乾檀香斫作薄片子入蜜拌之凈器爐如乾旋旋入蜜不住手攪動勿令炒焦以黑褐色為度

沉香

沉香細剉以絹袋盛懸於銚子當中勿令着底蜜水浸慢煮一日水盡更添令多生用

藿香

凡藿香甘松零陵之類須揀去枝梗雜草曝令乾燥揉碎揚去塵不可用水洗燙損香味也

茅香

茅香須揀好者剉碎以酒蜜水潤一夜炒令黄燥為度

甲香

甲香如龍耳者好自餘小者次也取一二兩以來用炭汁一椀煮盡後用泥煮方同好酒一盞煮盡入蜜半匙爐如黄色黄泥水煮令透明逐片淨洗焙乾灰炭煮兩日淨洗以蜜湯煮乾甲香以泔浸二宿後煮煎至赤珠頻沸令盡泔清為度入好酒一盞同煮良久取出用火炮色赤更以好酒一盞取出候乾刷去泥更入漿一椀煮乾為度入好酒一盞煮乾于銀器内炒令黄色甲香

以灰煑去膜好酒煮乾甲香磨去齟齬以胡麻膏熬之色正黄則用蜜湯洗淨入香宜少用

錬蜜

白沙蜜若干綿濾入甆罐油紙重疊密封罐口大釜内重湯煮一日取出就罐於火上煨煎數沸便出盡水氣則經年不變若每斤加蘇合油二兩更妙或少入朴硝除去蜜氣尤佳凡煉蜜不可大過過則濃厚和香多不匀

煅炭

凡合香用炭不拘黑白重煅作火罨於蜜氣冷定則一去炭中生薪二則去炭中雜穢之氣熓香宜慢火緊則焦氣

合香

合香之法貴於使衆香咸為一體麝滋而散撓之使匀沉實而腴碎之使和檀堅而燥揉之使膩比其性等其物而高下如醫者藥使氣味各不相掩

擣香

香不用羅量其精粗擣之使匀太細則烟不永太粗則氣不和若水麝波律須别器研之

收香

水麝忌暑波律忌濕尤宜護持香雖多須置之一器貴時得開闔可以診視

窨香

香非一體濕者易和燥者難調輕軟者燃速重實者化

遲以火煉結之則走瀉其氣故必用淨器拭極乾貯窨密掘地藏之則香性粗入不復離解　新和香必須窨貴其燥濕得宜也每約香多少貯以不浸磁器蠟紙封於靜室屋中掘地窞深三五寸月餘逐旋取出其尤馚馧也

焚香

焚香必於深房曲室矮卓置爐與人膝平火上設銀葉或雲母製如盤形以之襯香香不及火自然舒慢無烟

燥氣

薰香

凡欲薰衣置熱湯於籠下衣覆其上使之沾潤取去别以爐爇香薰畢疊衣入篋笥隔宿衣之餘香數日不歇

陳氏香譜卷一

欽定四庫全書

陳氏香譜卷二

宋 陳敬 撰

印篆諸香

五夜香刻 宣州石刻

穴壺為漏浮木為箭自有熊氏以來尚矣三代兩漢迄今遵用雖制有工拙而無以易此國初得唐朝水秤作用精巧與杜牧宣潤秤漏頗相符合其後燕肅龍圖守

梓州作蓮花漏上進近又吳僧瑞新創杭湖等州秤漏例皆踈略慶歷戊子年初預班朝十二月起居退宣許百官於朝堂觀新秤漏因得詳觀而黙識焉始知古今之制都未精究晝少第二平水奩致漏滴之有遲速也亘古之闕繇我朝講求而大備邪嘗率愚短竊效成法施於婺睦二州鼓角樓熈寧癸丑歲大旱夏秋泉冬愆南井泉枯竭民用艱歛時待次梅谿始作百刻香印以準昏曉又增置五夜香刻如左

百刻香印

百刻香印以堅木為之山梨為上樟楠次之其原一寸二分外徑一尺一寸中心徑一寸無餘用有紋處分十二界迴曲其紋橫路二十一里路皆濶一分半鋭其上深亦如之每刻長一寸四分凡一百刻通長二百四十寸每時率二尺計二百四十寸凡八刻三分刻之一其中近狹處六暈相屬亥子也丑寅也卯辰也巳午也未申也酉戌也陰盡以至陽也戌之末則入亥以上六長

暈各外相連陽時六皆順行自小以入大也微至著也其向外長六暈亦相屬子丑也寅卯也辰巳也午未也申酉也戌亥也陽終以入陰也亥之末則至子以上六狹處各内相連陰時六皆逆行從大以入小陰主減也並無斷際猶環之無端也每起火各以其時大抵起午正第三路近中是或起日出視歴日日出卯初卯正幾刻故定斷際起火處也

五更印刻 十三

上印最長自小雪後大雪冬至小雪後單用

其次有甲乙丙丁四印並兩刻用

中印最平自驚蟄後至春分後單用秋分同

其前後有戊己印各一並單用

末印最短自芒種前及夏至小暑後單用

其前有庚辛壬癸印並兩刻用

百刻篆圖

百刻香若以常香即無準今用野蘇松毬二味相和令

匀貯於新陶器内旋用　野蘇即荏葉也中秋前採曝乾為末每料十兩松毬即枯松花也秋末揀其自墮者曝乾剉去心為末每用八兩昔嘗撰香譜序百刻香印未詳廣德吳正仲製其篆刻並香法見貺較之頗精審非別才妙思孰能至是因鐫於石傳諸好事者熈寧甲寅歲仲春二日右諫議大夫知宣城郡沈立題

定州公庫印香

棧香一兩　檀香一兩　零陵香一兩　藿香一兩　甘松一兩　茅香半兩　大黄

半兩

右杵羅爲末用如常法　凡作印篆須以杏仁末少許拌香則不起塵及易出脫後皆倣此

和州公庫印香

沉香十兩細剉　檀香八兩細剉如棊子　零陵香四兩　生結香八兩　藿香葉四兩焙　甘松四兩去土　草茅香四兩　香附子二兩去黑皮色紅　麻黃二兩去根細剉　甘草二兩粗者細剉　麝香七錢　焰硝半兩　乳香二兩頭高秤　龍腦七錢生者尤妙

右除腦麝乳硝四味別研外餘十味皆焙乾擣細末盒子盛之外以紙包裹仍常置燒處旋取燒用切不可泄氣陰濕此香於幃帳中燒之悠揚作篆薰衣亦妙別一方與此味數分兩皆同惟腦麝焰硝各曾一倍章草香須白茅香乃佳每香一兩仍入製過甲香半錢本太守馮公義子宜所製方也

百刻印香

棧香三兩 檀香二兩 沉香二兩 黃熟香二兩 零陵香二兩 藿香二兩 土

草香半兩去土 茅香二兩 盆硝半兩 丁香半兩 製甲香七錢半一本作七分半

龍腦少許

右同末之燒如常法

資善堂印香

棧香三兩 黄熟香一兩 零陵香一兩 藿香葉一兩 沉香一兩 檀香一兩

白茅花香一兩 丁香半兩 甲香三分製過 龍腦三錢 麝香三錢

右件羅細末用新瓦甑子盛之昔張全真參故傳張德遠丞相甚愛此香每一日一盤篆烟不息

龍腦印香

檀香十兩 沉香十兩 茅香一兩 黄熟香十兩 藿香葉十兩 零陵香十兩

甲香七兩半 盆硝二兩半 丁香五兩半 箋香三十兩剉

右為細末和勻燒如常法

又方

夾箋香半兩 白檀香半兩 白茅香二兩 藿香一錢 甘松半兩 乳香半兩

棧香二兩 麝香四錢 甲香一錢 龍腦一錢 沉香半兩

右除龍麝乳香別研餘皆擣羅細末拌和令勻用如

常法

乳檀印香

黄熟香六斤 香附子五兩 丁香皮五兩 藿香四兩 零陵香四兩 檀香四兩 白芷四兩 棗半斤焙 茅香二斤 茴香二兩 甘松半斤 乳香一兩細研 生結香四兩

右擣羅為細末燒如常法

供佛印香

棧香一斤 甘松三兩 零陵香三兩 檀香一兩 藿香一兩 白芷半兩 茅香

三錢甘草三錢蒼龍腦三錢

右為細末如常法點燒

無比印香

零陵香一兩甘草一兩藿香葉一兩香附子一兩茅香二兩蜜湯浸一宿不可水多晒乾微炒過

右為末每用先於花模摻紫檀少許次布香末

水浮印香

柴灰一升或紙灰黃蠟二塊荔支大

右同入鍋内煬蠟畫為度每以香末脫印如常法將灰于面上攤勻次裁薄紙依香印大小襯灰覆放敲下置水盆中紙沉去仍輕來以紙炷點香

寳篆香

沉香一兩 丁香皮一兩 藿香一兩 夾棧香二兩 甘松半兩 甘草半兩 零陵香半兩 甲香半兩製 紫檀三兩 焰硝二分

右為細末和勻作印時旋加腦麝各少許

香篆一名篆香

乳香　旱蓮草　降真香　沉香　檀香　青布片燒灰存性　貼水荷葉　瓦松　男兒胎髮一斤　木櫟　野蘋　龍腦少許　麝香少許　山棗子

右十四味為末以山棗子揉和前藥陰乾用燒香時以玄參末蜜調筯梢上引烟寫字畫人物皆能不散欲其散時以車前子末彈於烟上即散

又方

歌曰乳旱降真香檀青貼髮山斷松椎櫟宇腦麝腹空

間每用銅筯引香烟成字或云入針沙等分以筯梢夾磁石少許引烟作篆

丁公美香篆

乳香半兩 別本一兩 水蛭三錢 壬癸蟲即蝌蚪也 鬱金一錢 定風草半兩即天麻苗 龍腦少許

右除龍腦乳香別研外餘皆為末然後一處和勻滴水為丸如桐子大每用先以清水濕過手焚香烟起時以濕手按之任從巧意手常要濕

歌曰乳蛭任風龍欝煎手爐熱處發祥烟竹軒清夏寂
無事可愛翛然迎晝眠

凝和諸香

葉太社旁通香圖

四和 百花 花蕊 清真

丈苑 沉一兩 檀半兩 棧一兩 甘松一錢 玄參二兩 丁香一錢 麝二錢

常科 降真半兩 檀半兩 甘松半兩 楓香半兩 茅香四兩

芬積 檀一兩 棧半兩 沉一錢 降真半兩 麝一錢 腦一分 甲香一錢

清遠　茅香半兩　生結三分　腦半錢　沉一分　麝一錢　檀半兩

衣香　腦一錢　零陵半兩　麝一錢　木香半兩　檀一錢　藿香一錢　丁香半兩

清神　藿香半兩　麝一錢　腦一錢　棧一兩　沉半兩

凝香　麝一錢　丁香枝半兩　檀二兩半　甲香一錢　結香一錢　甘草一分　腦一錢

降真　百和　寶篆

右為極細末除寶篆外以餘煉蜜和劑作餅子爇如常法

漢建寧宮中香

黄熟香四斤　白附子二斤　丁香皮五兩　藿香葉四兩　零陵香四兩　檀

香四兩 白芷四兩 茅香二斤 茴香二斤 甘松半斤 乳香一兩別研 生結香四兩 棗子半斤焙乾 一方入蘇合油一錢

右為細末鍊蜜和匀窨月餘作丸或爇之

唐開元宮中香

沉香二兩細剉以絹袋盛懸于銚子當中勿令着底蜜水浸慢火煮一日 檀香二兩茶清浸一宿炒乾令無檀香氣味 麝香二錢 龍腦二錢別研 甲香一錢法製 馬牙硝一錢

右為細末煉蜜和匀窨月餘取出旋入腦麝丸之或作花子爇之如常法

宮中香

檀香八兩劈作小片臘茶清浸一宿控出焙乾再以酒蜜浸一宿慢火炙乾入諸品香 沉香三兩 甲香一兩 生結香四兩 龍麝各半兩別器研

右為細末生蜜和匀貯甆器地窨一月旋丸爇之

宮中香

檀香十二兩細剉水一升白蜜半斤同煮五七十沸控出焙乾 零陵香三兩 藿香三兩 甘松三兩 茅香三兩 生結香四兩 甲香三兩法製 黄熟香五兩煉蜜一兩半浸一宿焙乾 龍腦各一錢用

右為細末煉蜜和匀甆器封窨二十日旋丸爇之

江南李主帳中香

沉香一兩剉如炷大　蘇合香以不津磁器盛之

右以香投油封浸百日爇之入薔薇水更佳

又方

沉香一兩剉如炷　鵝梨十枚切研取汁

右用銀器盛蒸三次梨汁乾即可爇

又方補遺

沉香末一兩 檀香末一錢 鵝梨十枚

右以鵝梨刻去穰核如甕子狀入香末仍將梨頂簽蓋蒸三溜去梨皮研和令勻久窨可爇

又方

沉香四兩 檀香一兩 蒼龍腦半兩 麝香一兩 馬牙硝一錢研

右細剉不用羅 蜜拌和焼之

宣和御製香

沉香七錢剉如麻豆 檀香三錢剉如麻豆炒黃色 金顏香二錢另研 背陰草不近

（土者如無用浮萍）朱砂（二錢半飛細）龍腦（一錢）麝香（別研）丁香（各半錢）甲香（一錢製過）

右用皂兒白水浸軟以定盌一隻慢火熬令極軟和香得所次入金顏腦麝研勻用香蠟脫印以硃砂為衣置於不見風日處窨乾燒如常法

御爐香

沉香（二兩細剉以絹袋盛之懸于銚中勿着底蜜水一碗慢火煮一日水盡再添）檀香（一兩細片以蠟茶清浸一日稍焙乾令無檀香氣）甲香（一兩法製）生梅花龍腦（二錢別研）馬牙

硝 麝香別研

右擣羅取細末以蘇合油拌和匀磁合封窨一月許旋入腦麝作餅焼之

李次公香

箋香不拘多少剉如米粒 龍腦各少許

右用酒蜜同和入甆瓶密封重湯煮一日窨半月可焼

趙清獻公香

白檀香四兩研剉 乳香纏末半兩研細 玄參六兩溫湯洗淨慢火煮軟薄切作片焙乾

右碾取細末以熟蜜拌匀入新甆罐內封窨十日燒如常法

蘇州王氏幃中香

檀香一兩直剉如米豆不可斜剉以臘茶清浸令沒過二日取出窨乾慢火炒紫色 沉香二錢直剉 乳香一分別研 龍腦別研 麝香各一分別研清茶化開

右為末淨蜜六兩同浸檀茶清更入水半盞熬百沸復秤如蜜數度候冷入麸炭末三兩與腦麝和匀貯

甆器封窨如常法旋丸焼之

唐化度寺衙香

白檀香五兩 蘇合香二兩 沉香一兩半 甲香一兩煮製 龍腦香半兩 麝香半兩別研

右細剉擣末馬尾羅篩過煉蜜和焼之

開元幃中衙香

沉香七兩三錢 棧香五兩 雞舌香四兩 檀香二兩 麝香八錢 藿香六錢 零陵香四錢 甲香二錢法製 龍腦少許

右擣羅細末煉蜜和勻丸如大豆燒之

後蜀孟主衙香

沉香三兩 棧香一兩 檀香一兩 乳香一兩 甲香一兩法製 龍腦半錢別研香成旋入 麝香一錢別研香成旋入

右除龍麝外用杵末入炭皮末朴硝各一錢生蜜拌勻入甆盒重湯煮十數沸取出窨七日作餅燒之

雍文徹郎中衙香

沉香 檀香 棧香 甲香 黃熟香各一兩 龍麝各半兩

右擣羅為末煉和勻入甆器内密封埋地中一月方可燒

蘇内翰製衙香

白檀香四兩斫作薄片以蜜拌之淨器内炒如乾旋入蜜不住手攪以黑褐色止令勿焦 乳香五粒生絹裹之用好酒一盞同煮候酒乾至五七分取出 麝香 玄參一錢

右先將檀香杵粗末次將麝香細研入檀香又入麸炭細末一兩借色與玄乳同研合和令勻煉蜜作劑入甆器貫密封埋地一月

錢塘僧日休衙香

紫檀四兩 沈水香一兩 滴乳香一兩 麝香一錢

右擣羅細末煉蜜拌和令勻圓如豆大入甆器久窨可燒

金粟衙香

梅蠟香一兩 檀香一兩臘茶清煮五七沸二香同取末 黄丹一兩 乳香三錢 片腦一錢 麝香各一 杉木炭二兩半為末秤 淨蜜二斤半

右將蜜於淨器内密封重湯煮滴入水中成珠方可

用與香末拌匀入臼杵千餘作劑窨一月分燒

衙香

沉香半兩 白檀香半兩 乳香半兩 青桂香半兩 降真香半兩 甲香半兩

龍腦半兩 麝香半兩另研

右擣羅細末煉蜜拌匀次入龍腦麝香搜和得所如常燒之

衙香

黃熟香 沉香 棧香各五兩 檀香 藿香 零陵香

甘松　丁皮　甲香製各三兩　丁香一兩半　乳香半兩　硝石三分　龍腦三分

麝香一兩

右除硝石龍腦乳麝同研細外將諸香擣羅為散先量用蘇合油並煉過好蜜二斤和匀貯甆器埋地中一月所燒之

衙香

檀香五兩　沉香　結香　藿香　零陵香　茆香燒灰存性　甘松各四兩　丁香皮　甲香二錢　腦麝各三分

右細研煉蜜和匀燒如常法

衙香

生結香　棧香　零陵香　甘松（各三兩）　藿香　丁香皮（各一兩）　甲香（一兩）　麝香（一錢）

右粗末煉蜜放冷和匀依常法窨過燒之

衙香

檀香　玄參（各三兩）　甘松（二兩）　乳香（半兩別研）　龍麝（各半兩）

右先將檀參剉細盛銀器内水浸慢火煮水盡取出

焙乾與甘松同搗羅為末次入乳香末等一處用生蜜和匀久窨然後燒之

倚香

茅香二兩去雜草塵土 玄參一兩薤根大者 黄丹十兩細研已上三味和搗羅煉過炭末二斤用油紙包裹二宿 夾沉棧香四兩上等好者 紫檀四兩 丁香五分好者去梗已上搗末 滴乳香一錢半細研 真麝香一錢半細研

右用蜜四斤春夏煮十五沸秋冬煮十沸取出候冷方入棧香等五味攪和次以蔭炭末二斤拌入臼杵

和匀久窨分焼

衙香

檀香十三兩臘茶清炒　沉香六兩　棧香六兩　馬牙硝六兩　龍腦三錢　麝香一錢　甲香一錢用炭火煮二日淨洗以蜜湯煑乾

右為末研入龍麝蜜㨿和令匀焼之

衙香

紫檀四兩酒浸一晝夜焙乾　川大黃一兩切片以甘松酒煮焙　玄參半兩以甘松同酒浸一宿焙乾　零陵香　甘草各半兩　白檀　棧香各二錢半　酸棗仁五枚

右為細末白蜜十兩微炒和匀入不津甆盒内封窨半月取出旋丸焼之

延安郡公蕋香

玄參半斤淨洗去塵土於銀器中以水煮令熟控出乾切入銚中慢火炒令微烟出　甘松四兩細剉擇去雜草塵土　白檀香二錢剉　麝香二錢顆者俟別藥成末方入研　滴乳香二錢細研同麝香入

右並用新好者杵羅為末煉蜜和匀丸如雞頭大每藥末一兩入熟蜜一兩末丸前再入杵臼百餘下油

紙密封貯甆器旋取焼之作花氣

嬰香

沉水香三兩　丁香四錢　治甲香一錢各末之　龍腦七錢研　麝香三錢去皮毛研　梅檀香半兩一方無

右五物相和令匀入煉白蜜六兩去沫入馬牙硝半兩綿濾過極冷乃和諸香令稍硬丸如桐子大置之甆盒蜜封窨半月後用　香譜拾遺云昔沈桂官者自嶺南押香藥綱覆舟於江上壞宫香之半因括治

脱落之餘合為此香而鬻於市肆豪家貴族爭市之

金粟衙香

香附子四兩藿香一兩

右二味須酒一升同煮候乾至一半為度取出隂乾為細末以查子絞汁和令匀調作膏子或撚薄餅燒之

韻香

沉香末一兩麝香末一兩

稀糊脱成餅子陰乾焼之

不下閣新香

棧香一兩一錢 丁香一分 檀香一分 降真香一分 甲香一分 零陵香一分 蘇合油半

右為細末白芨末四錢加減水和作餅 此香大作一炷

宣和貴妃王氏金香

占蠟沉香八兩 檀香二兩 牙硝半兩 甲香半兩 兩過 金顔香半兩 丁香

半兩麝香一兩片白腦子四兩

右為細末煉蜜先和前香後入腦麝為丸大小任意以金箔為衣燒如常法

壓香

沉香二錢半 龍腦二錢與沉香末同研 麝香一錢別研

右為細末皂兒煎湯和劑捻如常法銀襯燒

古香

柏子仁二兩每介分作四片去仁膀茶二錢沸湯盞浸一宿重湯煮窨令乾用 甘松蕊一兩

檀香半兩　金顔香二兩　龍腦二錢

右為末入楓香脂少許蜜和如常法陰乾焼之

神仙合香

玄參十兩　甘松十兩　白蜜加減用

右為細末白蜜漬令匀入甆罐内蜜封重湯煮一宿取出放冷杵數百如乾加蜜和匀窨地中旋取入麝少許焼之

僧惠深温香

地榆一斤 玄參一斤米泔浸二宿 甘松半斤 白茅香一兩 白芷一兩蜜四兩河水一碗同煎水盡為度切片焙乾

右細末入麝香一分煉蜜和劑地窨一月旋丸燒之

供佛溫香

檀香 棧香 藿香 白芷 丁香皮 甜參 零陵香各一兩 甘松 乳香各半兩 硝石一分

右件依常法治碎剉焙乾擣為細末別用白茅香八兩碎劈去泥焙乾火燒之焰將絶急以盆蓋手巾圍

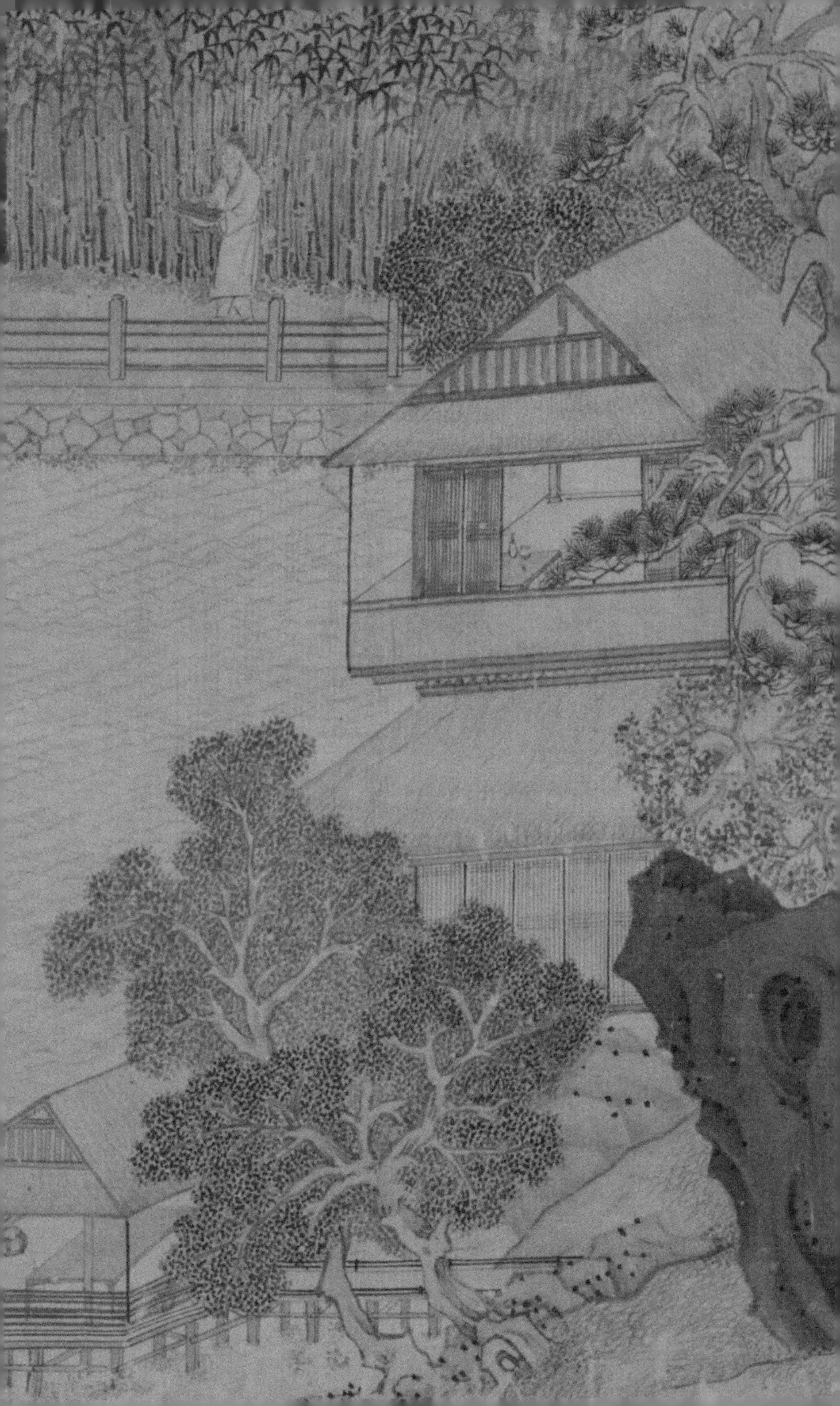

東園圖

明　文徵明　絹本設色　縱 30.2 厘米　橫 126.4 厘米　現藏故宮博物院

文徵明（一四七〇——一五五九），明代書畫家。原名壁，後以徵明爲名，字徵仲，號衡山居士。淡于仕途，潛心書畫，詩文書畫無一不精。繪畫以沈周爲師，擅繪山水、人物、花卉。山水畫有『粗』『細』之别，而以精細縝密者爲佳，繼沈周之後，成爲吴門畫派的領袖人物。

東園位於南京鍾山下，原爲明開國重臣徐達的賜園——『太府園』，後辟作别墅，更名『東園』。園内曲徑通幽，草木郁郁葱葱，時賢名士常雅集於此暢談游樂。《東園圖》即描繪了雅士對弈、賞畫、品茗之場景，園内池水潺潺，碧樹成蔭，一片悠閑安逸。

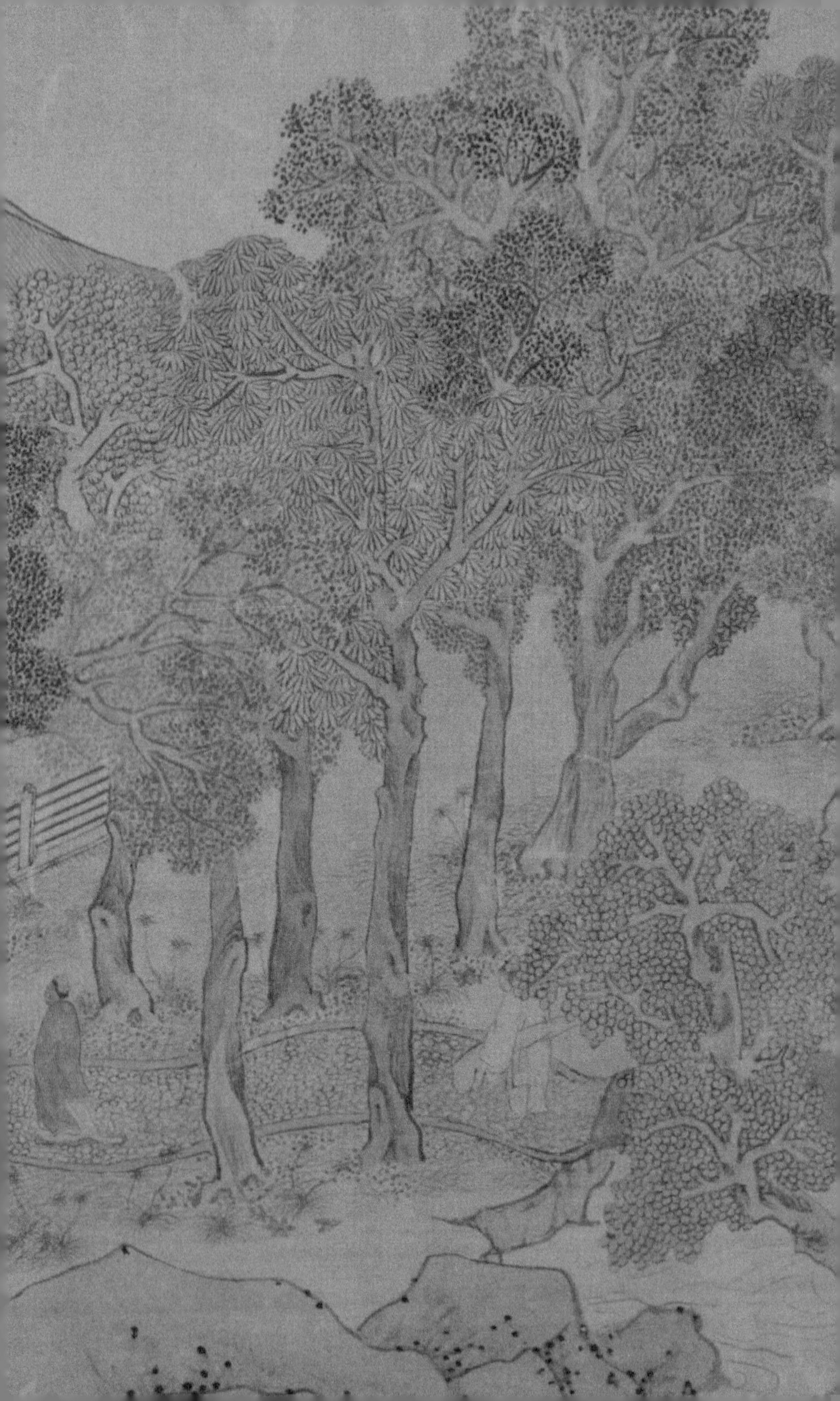

盆口勿令瀉氣放冷取茅香灰擣末與諸香一處逐旋入經煉好蜜相和重入臼擣輭硬得所貯不津器中旋取焼之

久窨温香

棧香四斤生 乳香七斤 甘松二斤半 茅香六斤剉 香附子一斤 檀香十兩 丁香皮十兩 黄熟香十兩剉

右細末用大丁香二箇搥碎水一盞煎汁浮萍草一掬擇洗淨去鬚研濾汁同丁香汁和匀搜拌諸香候

匀入臼杵數百下為度捻作小餅子陰乾如常法燒之

清神香

玄參一箇 臘茶四胯

右為末以氷糖搜之地下久窨可燒

清遠香

甘松十兩 零陵香六兩 茅香七兩局方六兩 麝香末半斤 玄參五兩揀淨 丁香皮五兩 降真香五兩係紫籐香已工味局方六兩 藿香三兩 香附子三兩揀淨

另方十兩 白芷三兩

右為細末煉蜜搜和令匀捻餅或末燒

清遠香

零陵香 藿香 甘松 茴香 沉香 檀香 丁香各等分為末

右煉蜜圓如龍眼核大入龍腦麝香各少許尤妙燒如常前法

清遠香

甘松一兩 丁香半兩 玄參半兩 番降真半兩 麝香末半錢 茅香七錢 零陵香六錢 香附子三錢 藿香三錢 白芷三錢

右為末蜜和作餅燒窨如常法

清遠香

甘松四兩 玄參二兩

右為細末入麝香一錢煉蜜和匀如常燒之

汴梁太乙宫清遠香

柏鈴一斤 茅香四兩 甘松半斤 瀝青二兩

右為細末以肥棗半斤蒸熟研細如泥拌和令匀如黄豆大燒之或煉蜜和劑亦可

清遠膏子香

甘松一兩去土 茅香一兩去土蜜水炒黄 藿香半兩 香附子半兩 零陵香半兩 玄參半兩 麝香半兩別研 白芷七錢半 丁皮三錢 麝檀香四兩即紅兜婁 大黄二錢 乳香二錢另研 棧香三錢 米腦二分另研

右為細末煉蜜和匀散燒或捻小餅子亦可

邢太尉韻勝清遠香

沉香半兩 檀香二錢 麝香五錢 腦子三
右先將沉檀為細末次入腦麝鉢内研極細别研入
金顔香一錢次加蘇合油少許仍以棗兒仁三十箇
水二盞熬棗兒水候粘入白芨末一錢同上件香料
和成劑再入茶清碾其劑和熟隨意脱造花子先用
蘇合油或面油刷過花脱然後印劑則易出

內府龍涎香

沉香 檀香 乳香 丁香 甘松 零陵香 丁皮

香　白芷各等分　藿香二斤　玄參二斤揀净

共為粗末煉蜜和匀燒如常法

濕香

檀香一兩一錢　乳香一兩一錢　沉香半兩　龍腦一錢　麝香一錢　桑炭灰一斤

右為末以竹筒盛蜜於鍋中煮至赤色與香末和匀

石板上搥三五十下以熱麻油少許作丸或餅燒之

清神濕香

蘼芎須半兩　藁本　羗活　獨活　甘菊各半兩　麝香少許

右同為末煉蜜和丸或作餅燒之可愈頭痛

清遠濕香

甘松去枝 茅香棗肉研膏浸各二兩 玄參黑細者炒 降真香 三柰子

香附子去須微炒各半兩 龍腦半兩 丁香一兩 麝香三百文

右細末煉蜜和勻甆器封窨一月取出捻餅子爇之

日用供佛濕香

乳香一兩研 蜜一斤煉 乾杉木燒麩炭細篩

右同和窨半月許取出切作小塊子日用無大費而

清芳勝市貨者

丁晉清真香

歌曰四兩玄參二兩松麝香半分蜜和同丸如莢子金爐燒還似千花噴曉風又清室香但減玄參三兩

清真香

麝香檀一兩乳香一兩乾竹炭十二兩燒存性

右為細末煉蜜搜成厚片切作小塊子甆盒封貯土中窨十日慢火燒之

清真香

沉香二兩 棧香 零陵香各三兩 藿香 玄參 甘草各一兩

黄熟香四兩 甘松一兩半 腦麝各一錢 甲香一兩半泔浸二宿同煮泔盡以清為度復以酒潑地上置蓋一宿

右為末入腦麝拌匀白蜜六兩煉去沫入焰硝少許攪和諸香丸如雞頭實大燒如常法久窨更佳

黄太史清真香

柏子仁二兩 甘松蕋一兩 白檀香半兩 桑柴麩炭末三兩

右細末煉蜜和匀甆器窨一月燒如常法

清妙香

沉香二兩剉　檀香二兩剉　龍腦一分　麝香一分另研

右為細末次入腦麝拌匀白蜜五兩重湯煮熟放溫更入焰硝半兩同和甆器窨一月取出燒之

清神香

青木香半兩生切蜜浸　降真香一兩　白檀香一兩　香白芷一兩　龍麝各少許

右為細末熱湯化雪糕和作小餅晚風燒如常法

王將明太宰龍涎香

金顏香一兩　乳石細如麵　紙一兩為末須西出者食之口澀生津者是　沉檀各一半為末用水磨細令乾　龍腦半錢生　麝香半錢絕好者

右用皂子膏和入模子脫花樣陰乾爇之

楊古老龍涎香

沉香一兩　紫檀半兩　甘松一分淨揀去土　腦麝

右先以沉檀為細末甘松別研羅候研腦香極細入

甘松内三味再同研分作三分將一分半入沉香末中和令勻入甆盒密封窨一月宿又以一分用白蜜一兩半重湯煮乾至一半放冷入藥亦窨一宿留半分至調合時摻入捜勻更用蘇合油薔薇水龍涎別研再捜為餅子或捜勻入甆盒内掘地坑深三尺餘窨一月取出方作餅子若更少入製甲香尤清絶

亞里木吃蘭脾龍涎香

蠟沉二兩薔薇水浸一宿研如泥 龍腦二錢別研 龍涎香半錢

共為末入沉香泥捻餅子窨乾燒

龍涎香

沉香十兩 檀香三兩 金顏香 龍腦各二兩 麝香一兩

右為細末皂子脫作餅子尤宜作帶香

龍涎香

紫檀一兩半建茶浸三日銀器中炒令紫色碎者旋取之 棧香三錢剉細入蜜一盞酒半盞以沙盒盛蒸取出焙乾 甲香半兩漿水泥一塊同浸三日取出再以漿水一盞煮乾更以酒一盞煮乾銀器內炒黃 龍腦二錢別研 玄參半兩衩片入焰硝一分蜜酒各一盞煮乾為度炒令脆不得犯鐵器 麝

香二字當門子别器研

右細末先以甘草半兩搥碎沸湯一升浸候冷取出甘草不用白蜜半斤煎撥去浮蠟與甘草湯同熬放冷入香末次入腦麝及杉樹油節炭一兩和匀捻作餅子貯甆器内窨一月

龍涎香

檀香二兩紫色好者剉碎用梨汁並好酒半盞同浸三日取出焙乾 甲香八十粒用黄泥煮二三十沸洗淨乾油煎亦爲末 沉香半兩切 丁香八十粒 生梅花腦子一錢 麝香

一錢各別器研

右為細末以浸沉梨汁入好蜜少許拌和得所用瓶盛窨數日于密室無風處厚灰蓋火一炷

龍涎香

沉香一兩 金顔香一兩 篤耨皮一錢 腦一錢 麝半錢

右為細末白芨末糊和劑同模範脱或花陰乾以齒刷子去不平處燒之

龍涎香

沉香一斤 麝香五錢 龍腦二錢

右以沉香為末用水碾成膏麝用湯研化細汁入膏內次入龍腦研勻捻作餅子燒之

南蕃龍涎香 又名勝芬積

木香懷乾 丁香各半兩 藿香曬乾 零陵香各七錢半 檳榔 香附子鹽水浸一宿焙 白芷 官桂懷乾各二錢半 肉豆蔻二箇 麝香二錢別本有甘松七錢

右為末以蜜或皂子水和劑丸如雞頭實大爇之

又方與前小有異同今兩存之

木香 丁香各二錢半 藿香 零陵香各半兩 檳榔 香附子

白芷各一錢半 官桂 麝香 沉香 當歸各一錢 甘松半兩

肉豆蔻一箇

右為末煉蜜和匀用模子脱花或捻餅子慢火焙稍

乾帶潤入甆盒久窨絶妙兼可服三兩餅茶酒任下

大治心腹痛理氣寬中

龍涎香

沉香一兩 檀香半兩臘茶煮 金顔香半錢 篤耨香半錢 白芨末三錢 腦麝各一

右細末拌匀皂兒膠搗和脱花燒之

龍涎香

丁香 木香各半兩 官桂 白芷 香附子盐浸一宿焙 檳榔 當歸各二錢半 甘松 藿香 零陵香各七錢

右加肉荳蔻一枚同為細末煉蜜丸如菉豆大兼可

服

龍涎香

丁香　木香　肉豆蔻各半兩　官桂　甘松　當歸各七錢

藿香　零陵香各三錢　麝香少許

右細末煉蜜丸如桐子大甆器收貯捻匾亦可

智月龍涎香

沉香一兩　麝香　蘇合油各一錢　米腦　白芨各一錢半　丁香

木香各半錢

右為細末皂兒膠擣和入臼杵千下花印脫之窨乾

新刷出光慢火雲母襯燒

龍涎香

速香 沉香 注漏子香各十兩 腦麝各五錢 薔薇香不拘多少

陰乾

右為細末以白芨瓊卮煎湯煮糊為丸如常法燒

龍涎香

沉香六錢 白檀 金顏香 蘇合油各二錢 麝香半錢另研 龍腦三

浮萍半陰乾 青苔半陰乾去土

右為細末拌勻入蘇合油仍以白芨末二錢冷水調如稠粥重湯煮成糊放溫和香入臼杵千下模範脫花用刷子出光如常法焚之供神佛去麝香

古龍涎香

好沉香一兩 丁香一兩 甘松二兩 麝香一錢 甲香一錢製過

右為細末煉蜜和劑作脫花樣窨一月或百日

古龍涎香

沉香半兩 檀香 丁香 金顏香 素馨花各半兩廣南有最清奇

木香 黑篤耨 麝香各一分 龍腦二錢 蘇合油一匙許

右各為細末以皂子白濃煎成膏和匀任意造作花子佩香及香環之類如要黑者入杉木麩炭少許拌沉檀同研却以白芨極細作末少許熱湯調得所將篤耨蘇合油同研香如要作軟者只以敗蠟同白膠香少許熬放冷以手搓成鋌煑酒蠟尤妙

古龍涎香

古蠟沉十兩 拂手香三兩 金顏香三兩 番梔子二兩 梅花腦一兩半另

研龍涎香二兩

右為細末入麝香二兩煉蜜和匀捻餅子爇之

白龍涎香

檀香一兩 乳香五錢

右以寒水石四兩煆過同為細末梨汁和為餅子焚燒

小龍涎香

沉香 棧香 檀香各半兩 白芨 白蘞各二錢半 丁香一錢 龍

腦二錢

右為細末以皂兒膠水和作餅子眼乾刷光窨土中十日以錫盒貯之

小龍涎香

錦文大黄一兩 檀香 乳香 丁香 玄參 甘松各五錢

右以寒水石二錢同為細末梨汁和作餅子爇之

小龍涎香

沉香一兩 龍腦半錢

右為細末以搗梨汁作餅子爇之

小龍涎香

沉香一兩 乳香一分 龍腦半錢 麝香半錢胯條清研

右同為細末以生麥門冬去心研如泥和丸如桐子大入冷石模中脫花候乾甆盒收貯如常法燃

吳侍郎龍津香

白檀五兩細剉以蠟茶清浸半月後蜜炙 沉香四兩 玄參半兩 甘松一兩洗淨 丁香二兩 木麝二兩 甘草半兩炙 甲香半兩製洗以黃泥水煮次以蜜水煮復以酒煮各一沸時

更以蜜少許炒焙 焰硝（三錢） 龍腦（一兩） 樟腦（一兩） 麝香（一兩四味各別器研）

右為細末拌和匀煉蜜作劑掘地窨一月取燒

龍泉香

甘松（四兩） 玄參（二兩） 大黄（一兩半） 麝香（半錢） 龍腦（二錢）

右擣羅細末煉蜜為餅子如常法燒之

清心降真香

紫潤降真香（四十兩剉研） 棧香（三十兩） 黄熟香（三十兩） 丁香皮（十兩）

紫檀（三十兩剉碎以建茶細末一兩湯調以兩盞拌香令濕炒三時辰勿令黑） 藿香（十兩） 麝香

末十五兩　揀甘草五兩　焰硝半斤湯化開淘去滓熬成霜秤　甘松十兩　白茅香三十兩細剉以青州棗三十箇新水三升同煮過復炒令色變去棗及黑者止用十五兩　龍腦一兩香成旋入

右為細末煉蜜搜和令勻作餅燒之

宣和內府降真香

蕃降真香三十兩

右剉作小片子以臘茶半兩末之沸湯同浸一日湯高香一指為度來朝取出風乾更以好酒半盞

蜜四兩青州棗五十箇於甆器内與香同煑至乾為度取出於不津甆器内收貯密封徐徐取燒其香最清也

降真香

蕃降真香切作片子以冬青樹子單布内絞汁浸香蒸過窨半月燒

假降真香

蕃降真香一兩劈作碎片 藁本一兩水二碗銀石器内與香同煮

右二味同煮乾去藁本不同慢火襯筠州楓香燒

勝篤耨香

棧香半兩 黃連香三錢 檀香三分 降真香三分 龍腦一字 麝香一錢

右以蜜和粗末焼之

假篤耨香

老柏根七錢 黃連七錢研置別器 丁香半兩 降真香臘茶煮半日 紫檀香一兩 棧香一兩

右為細末入米腦少許煉蜜和匀窨爇之

假篤耨香

欖香一兩 黄連香二兩

右為末拌匀橄欖汁和濕入甆器收旋取燒之

假篤耨香

黄連香或白膠香以極高煮酒與香同煮至乾為度收之可燒

馮仲柔假篤耨香

通明楓香三兩火上溶開 桂末一兩入香内攪匀 白蜜三兩匙入香内

右以蜜入香攪和令勻瀉水中冷便可燒或欲作餅子乘熱捻成置水中

假篤耨香

楓乳香　棧香　檀香　生香各一兩　官桂　丁香隨意入

右為粗末蜜和冷濕甆盒封窨月餘可燒

江南李主煎沉

沉香㕮咀　蘇合油不拘多少

右每以沉香一兩用鵝梨十枚細研取汁銀石器入

爐蒸數次以稀為度或劗沉香作屑長半寸許銳其一端叢刺梨中炊一飲時梨熟乃出

李主花浸沉

沉香不拘多少剉碎取有香蒸荼蘼木犀橘花或橘葉亦可福建末利花之類帶露水滴花一盞以瓷盒盛之紙蓋入甑蒸食頃取出去花留汗汁浸沉香日中暴乾如是者三以沉香透潤為度或云皆不若薔薇水浸之最妙

華蓋香

歌曰沉檀香附並山麝艾蒳酸仁分兩停煉蜜拌勻甆器窨翠烟如蓋可中庭

寳毬香

艾蒳一兩松上青衣是也 酸棗一升入水少許研汁日成膏 丁香皮 檀香

茅香 香附子 白芷 棧香各半兩 草荳蔲一枚去皮 梅花

龍腦 麝香各少許

右除腦麝別器研外餘皆炒過擣取細末以酸棗膏

更加少許裊裊直上如線結為毬狀經時不散

香毬

石芝　艾蒳各一兩　酸棗肉半兩　沉香一分　甲香半錢製　梅花龍腦半錢另研　麝香少許另研

右除腦麝擣細末研棗肉為膏入熟蜜少許和勻捻作餅子燒如常法

芬積香

丁香皮　硬木炭各二兩為末　龍腦半兩另研　檀香一分末　麝香一錢

另研

右拌匀煉蜜和劑實在罐器中如常法燒

芬積香

沉香　棧香　藿香　零陵香各一兩　丁香一分　木香四分半

甲香一分製擣

右為細末重湯煑蜜放溫入香末及龍腦麝香各二錢拌和令匀甆盒密封地窨一月取燒之

小芬積香

棧香一兩 檀香 樟腦各半兩飛過 降真香一分 麸炭三兩

右以生蜜或熟蜜和匀甆盒盛地埋一月取燒

芬積香

沉香二兩 紫檀 丁香各一兩 甘松三錢 零陵香三錢 製甲香一分

腦麝各一錢

右為末拌匀生蜜和作劑餅甆器窨乾燒之

藏春香

沉香 檀香酒浸一宿 乳香 丁香 真蠟香 占城香各二

兩 腦麝各一分

右為細末將蜜入黄甘菊一兩四錢玄參三分剉同入餅内重湯煮半日濾去菊與參不用以白梅二十箇水煮令冷浮去核取肉研入熟蜜匀拌衆香於瓶内久窨可燒

藏春香

降真香四兩臘茶清浸三日次以湯浸煮十餘沸取出為末 丁香十餘粒 腦麝各一錢

右為細末煉蜜和匀燒如常法

出塵香

沉香四兩金顔香四錢檀香三錢龍涎二錢龍腦一錢麝香半錢

右先以白芨煎水擣沉香方杵别研餘品同拌令勻

微入煎成皂子膠水再擣萬杵入石模脱作古龍涎

花子

出塵香

沉香一兩棧香半兩酒煮麝香一錢

共為末蜜拌焚之

四和香

沉檀各一兩 腦麝各一錢如法燒

香橙皮荔枝殼櫻核或梨甘滓蔗滓等分為末名小四和

四和香

檀香二兩剉碎蜜炒褐黄色勿令焦 滴乳香一兩絹袋盛酒煮取出研 麝香一錢 臘茶一兩與麝同炒研 松木麸炭末半兩

右為末煉蜜和匀磁盒收盛地窨半月取出煑之

馮仲柔四和香

錦文大黄 玄參 藿香葉 蜜各一兩

右用水和慢火煮數時辰許剉為粗末入檀香三錢麝香一錢更以蜜兩匙拌匀窨過燒之

加減四和香

沉香一分 丁香皮一分 檀香半分各别為末 龍腦半分另研 麝香半分 木香不拘多少杵末沸湯浸水

右以餘香别為細末木香水和捻作餅子如常爇之

夾棧香

夾棧香 甘松 甘草 沉香各半兩 白茅香二兩 檀香二兩 藿香一分 甲香二錢製 梅花龍腦二錢別研 麝香四錢

右為細末煉蜜拌匀貯甆器蜜封地窨一月旋取出撚餅子爇如常法

闡思香

𤣥參 荔枝 松子仁 檀香 香附子各二錢 甘草 丁香各一錢

同為末渣子汁和劑窨燒如常法

聞思香

紫檀（半兩蜜水浸三日慢火焙）甘松（半兩酒浸一日火焙）橙皮（一兩日乾）苦楝花（一兩）

榠查核（一兩）紫荔枝（一兩）龍腦（少許）

右為末煉蜜和劑窨月餘燒之別一方無紫檀甘松

用香附子半兩零陵香一兩餘皆同

壽陽公主梅花香

甘松（半兩）白芷（半兩）牡丹皮（半兩）藁本（半兩）茴香（一兩）丁皮（一兩不見火）

檀香一兩 降真香一兩 白梅一百枚

右除丁皮餘皆焙乾為粗末甆器窨半月燒如常法

李主帳中梅花香

丁香一兩一分新好者 沉香一兩 紫檀半兩 甘松半兩 龍腦四錢 零陵香半兩 麝香四錢 製甲香三分 杉松麩炭四兩

右細末煉蜜和匀丸窨半月取出燒之

梅花香

苦參四兩 甘松四錢 甲香三分製之用 麝香少許

右細末煉蜜為丸如常法燒之

梅花香

丁香一兩 藿香一兩 甘松一兩 檀香一兩 丁皮半兩 牡丹皮半兩 零陵香二兩 辛夷一分 龍腦一錢

右為末用如常法尤宜佩帶

梅花香

甘松一兩 零陵香一兩 檀香半兩 茴香半兩 丁香一百枚 龍腦少許另研

右為細末煉蜜合和乾濕皆可燒之

梅花香

沉香 檀香 丁香各一分 丁香皮三分 樟腦三分 麝香少許

右除腦麝二味乳鉢細研入杉木炭煤四兩共香和匀煉白蜜拌匀捻餅入無滲磁器窨久以銀葉或雲母襯燒之

梅花香

丁香枝杖一兩 零陵香一兩 白茅香一兩 甘松一兩 白檀香一兩 白梅末二錢 杏仁十五箇 丁香三錢 白蜜半斤

右為細末煉蜜作劑窨七日燒之

梅英香

揀丁香三錢 白梅末三錢 零陵香葉二錢 木香一錢 甘松半錢

梅英香

沉香三兩錯末 丁香四兩 龍腦七錢另研 蘇合香二錢 甲香二兩製 硝石末一錢

右細末入烏香末一錢煉蜜和勻丸如芡實燒之

梅蕋香 又名一枝梅

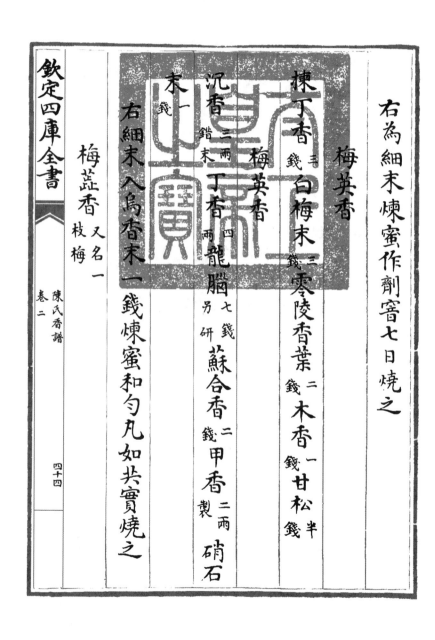

歌曰沉檀一分丁香半烰炭篩羅五兩灰煉蜜丸燒加

腦麝東風吹綻一枝梅

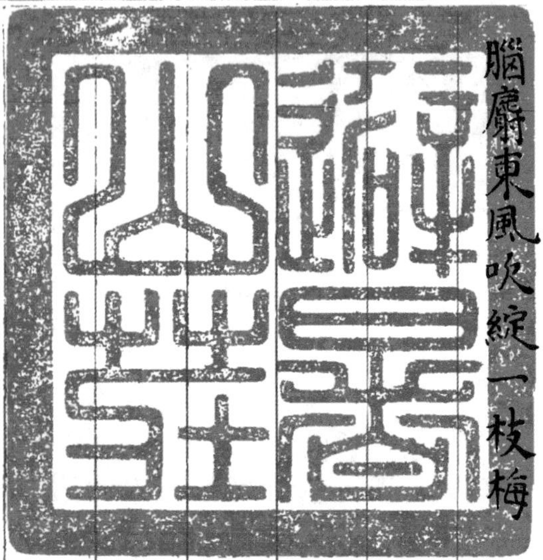

陳氏香譜卷二

欽定四庫全書

陳氏香譜卷三

宋 陳敬 撰

凝和諸香

韓魏公濃梅香（洪駒父名返魂梅）

黑角沉（半兩）丁香（一分）鬱金（半分小麥麩炒令赤色）臘茶末（一錢）麝香（一字）定粉（一米粒即部粉是）白蜜（一盞）

右各為末麝先細研取臘茶之半湯點澄清調麝次

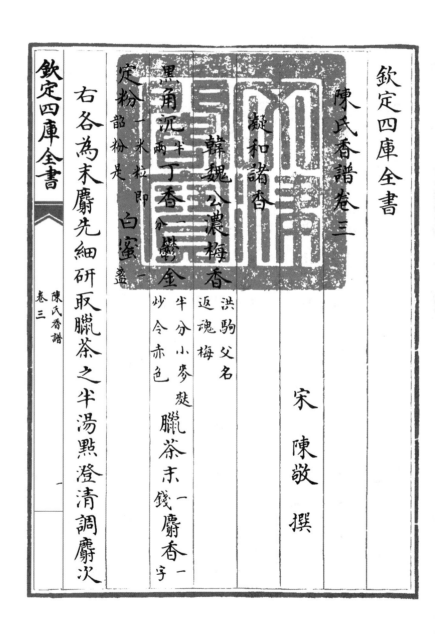

入沉香次入丁香次入鬱金次入餘茶及定粉共研細乃入蜜使稀稠得宜收砂瓶器中窨月餘取燒久則益佳燒時以雲母石或銀葉襯之

黄太史䟦云余與洪上座同宿潭之碧湘門外舟中衡嶽花光仲仁寄墨梅二枝扣船而至聚觀於燈下余曰祇欠香耳洪笑發骨董囊取一炷焚之如嫩寒清曉行孤山籬落間怪而問其所得云自東坡得於韓忠獻家知余有香癖而不相授豈小鞭其後之意

乎洪駒父集古今香方自謂無以過此以其名意未

顯易之為返魂梅云

香譜補遺所載與前稍異今併録之

臘沉一兩龍腦半錢麝香半錢定粉二錢鬱金半兩腊茶末二錢鵝梨二枚白蜜二兩

右先將梨去皮用薑擦子上擦碎細紐汁與蜜同熬

過在一淨盞內調定粉臘茶鬱金香末次入沉香腦

麝和為一塊油紙裹入甆盒內地窨半月取出如欲

遺人圓如芡實金箔為衣十丸為貼

嵩州副宮李元老笑梅香補

沉香　檀香　白豆蔻仁　肉桂　龍腦　麝香　金顔香各一錢　白芨二錢　馬牙硝二字　茘枝皮半錢

右先入金顔於乳鉢内細研次入牙硝及腦麝研細餘藥别入杵臼内擣羅為末同前藥再入乳鉢内研滴水和劑印作餅子陰乾用小印雕乾元亨利貞字印之佳

笑梅香

榲桲二箇 檀香半兩 沉香三錢 金顔香四錢 麝香二錢半

右將榲桲割開頂子以小刀子剔去瓤并子將沉檀為極細末入於内將元割下頂子葢着以麻縷繫定用生麪一塊裹榲桲在内慢火灰燒黃熟為度去麪不用取榲桲研為膏别將麝香金顔研極細入膏内相和研勻以木雕香花子印脱陰乾燒

笑梅香

沉香 烏梅肉 芎藭 甘松各一兩 檀香半兩

右為末入腦麝少許蜜和甆盒貯旋取焚之

笑梅香

箋香 丁香 甘松 零陵香各二錢共為粗末 朴硝四兩 龍腦

麝香各半錢

右研勻次入腦麝朴硝生蜜搜和甆盒封窨半月

笑梅香

丁香百粒 茴香一兩 檀香 甘松 零陵香 麝香各二錢

右研細末蜜和成劑分爇之

肖梅香

韶腦四兩 丁香皮四兩 白檀二錢 桐炭六兩 麝香一錢

右先擣丁檀炭為末次入腦麝熟蜜拌勻杵三五百下封窨半月取出爇之 別一方加沉香一兩

勝梅香

歌曰丁香一分真檀半降真白檀 松炭篩羅一兩灰熟蜜和勻入龍腦東風吹綻嶺頭梅

鄙梅香

沉香一兩 丁香 檀香 麝香各二錢 浮萍草

右為末以浮萍草取汁加少蜜和捻餅燒之

梅林香

沉香 檀香各一兩 丁香枝杖 樟腦各三兩 麝香一錢

右除腦麝別器細研將三味懷乾為末用煅過炭硬末二十兩與香末和匀白蜜四十兩重湯煮去浮蠟放冷旋入杵臼擣輭陰乾以銀葉襯燒之

淡梅香

丁香百粒　茴香一捻　檀香　甘松　零陵香各二兩　腦麝少許

右細末煉蜜作劑爇之

笑蘭香

白檀香　丁香　箋香　玄參各一兩　甘松半兩　黄熟香二兩

麝香一分

右除麝香别研外餘六味同擣為末煉蜜搜拌成膏

爇窨如常法

笑蘭香

沉香 檀香 白梅肉各一兩 丁香八錢 木香七錢 牙硝半兩研 丁香皮去粗皮二錢 麝香少許 白芨末

右為細末白芨煮糊和匀入範子印花陰乾焼之

李元老笑蘭香

揀丁香味辛 木香如雞骨 沉香刮淨去軟 白檀香脂臘 肉桂味辛 回紇香附子各一錢如無以白豆蔻代之以上六味同末 片白腦子半錢 南硼砂二錢先入乳鉢内研細次入腦麝同研

右煉蜜和勻更入馬勃二錢許搜拌成劑新油單紙封裹入磁盒窨一百日取出旋丸如豌豆狀捻之漬酒名洞庭春每酒一瓶入香一丸化開笥葉密封春三日夏秋一日冬七日可飲味甚清美

靖老笑蘭香

零陵香 藿香 甘松各七錢半 當歸一條 豆蔻一箇 麝半錢 檳榔一箇 木香 丁香各半兩 香附子 白芷各二錢半

右為細末煉蜜和搜入臼杵百下貯甆盒地坑裏窨一月作餅焼如常法

笑蘭香

歌曰零藿丁檀沉木一六錢藁本麝差輕合和時用松花蜜爇處無烟分外清

肖蘭香

紫檀（五兩白尤妙剉作小片煉白蜜一觔加少湯浸一宿取出銀器内微炒烟出） 麝香 乳香（各一錢） 松炭（一兩）

右先將麝香入乳鉢研細次用好臘茶一錢沸湯點澄清將脚與麝同研候匀以諸香相和入杵臼令得

所如乾少加浸檀蜜水拌勻入新磁器中以紙封十數重地窨窖月餘可爇

肖蘭香

零陵香 藿香 甘松各七錢 母丁香 官桂 白芷 木香 香附子各二錢 玄參三兩 沉香 麝香各少許別研

右煉蜜和勻捻作餅子燒之

勝肖蘭香

沉香拇指大 檀香拇指大 丁香一分 丁香皮三兩 茴香三錢 甲香二十

片製過 樟腦半兩 麝香半錢 煤末五兩 白蜜半觔

右為末煉蜜和匀入甆器内封窨旋丸爇之

勝蘭香 補

歌曰甲香一分煑三番二兩烏沉三兩檀氷麝一錢龍腦半異香清婉勝芳蘭

秀蘭香

歌曰沉藿零陵俱半兩丁香一分麝三錢細擣蜜和為餅爇秀蘭香是禁中傳

蘭蕋香補

箋香　檀香各三錢　乳香一錢　丁香三十粒　麝香半錢

右為細末以蒸鵝梨汁和為餅子窨乾如常法

蘭遠香

沉香　速香　黃連　甘松各一兩　丁香皮　紫藤香各半兩

右為細末以蘇合油作餅爇之

吳彥莊木犀香

沉香一兩半 檀香二錢半 丁香五十粒各為末 金顏香三錢別研不用亦可 麝香少許入建茶清研極細 腦子少許續入同研 木犀花五盞已開未離披者次入腦麝同研如泥

右以少許薄麪糊入所研三物中同前四物和劑範為小餅窨乾如常法爇之

智月木犀香

白檀一兩臘茶浸塌 木香 金顏 黑篤耨 蘇合油 麝香 白芨末各一錢

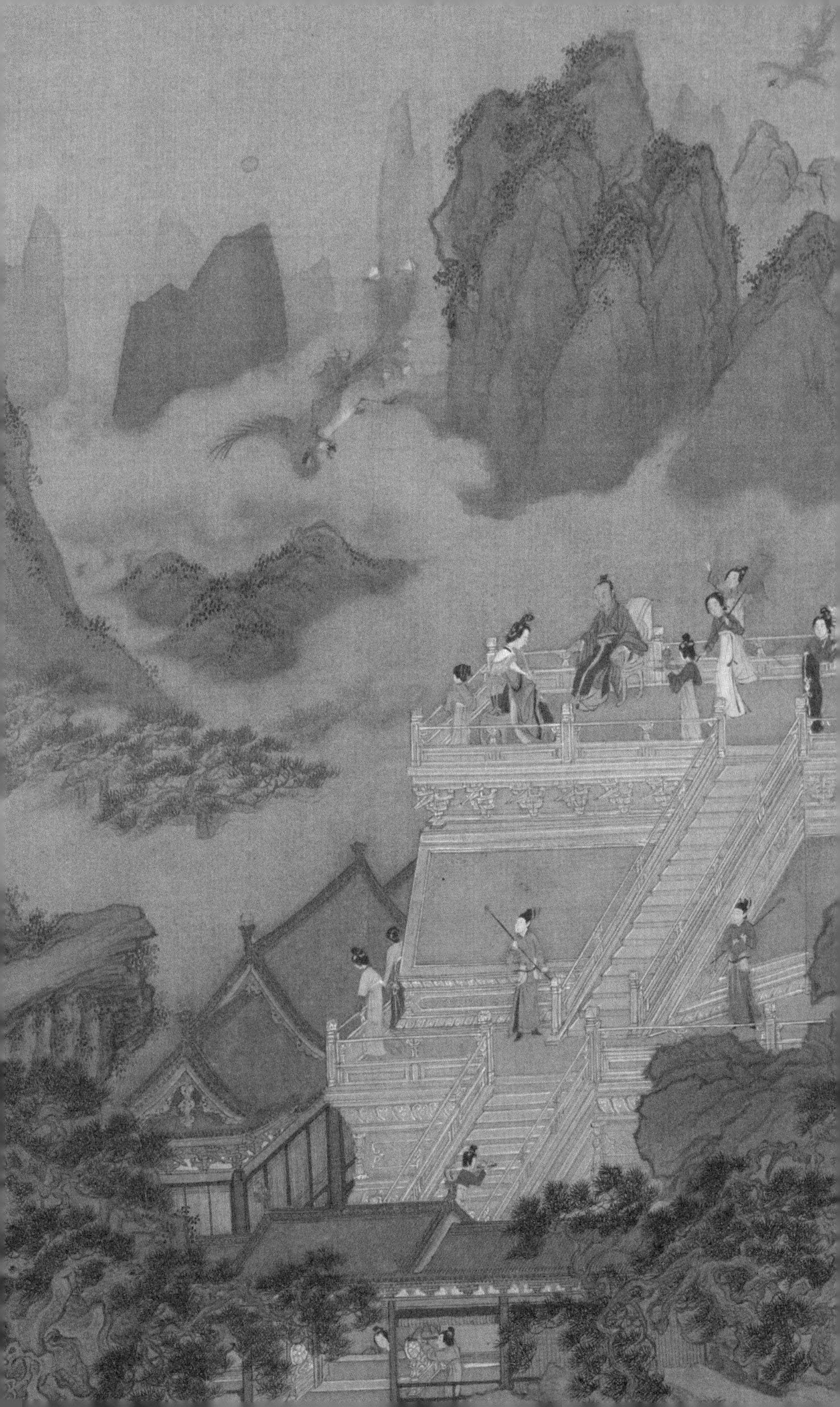

人物故事圖

明　仇英　絹本設色　册頁　每開縱 41.4 厘米　横 33.8 厘米　現藏故宫博物院

仇英（？—一五五二年前），明代畫家。字實父，號十洲。擅長歷史畫、風俗畫、山水畫、仕女畫，常運用不同筆法表現不同物件，設色、水墨、白描各法皆工，風格清麗流美。與沈周、文徵明、唐寅并稱爲『明四家』。

全册共十開，内容取材於歷史故事、寓言傳説、文人軼事和詩文，運用工筆重彩之法，人物細膩入微，器物工整精細，山石樹木形態各具。筆致流暢自然，敷色艶麗，整體和諧清雅，體現了仇英在作品立意、形象塑造和筆墨表現等方面高人一籌的才思和技巧，顯示出鮮明的個性風格。

高山流水，取材於伯牙鼓琴的故事

貴妃曉妝，展現楊貴妃清晨對鏡理妝之景

吹簫引鳳，取材於秦穆公之女弄玉與蕭史合奏應和的故事

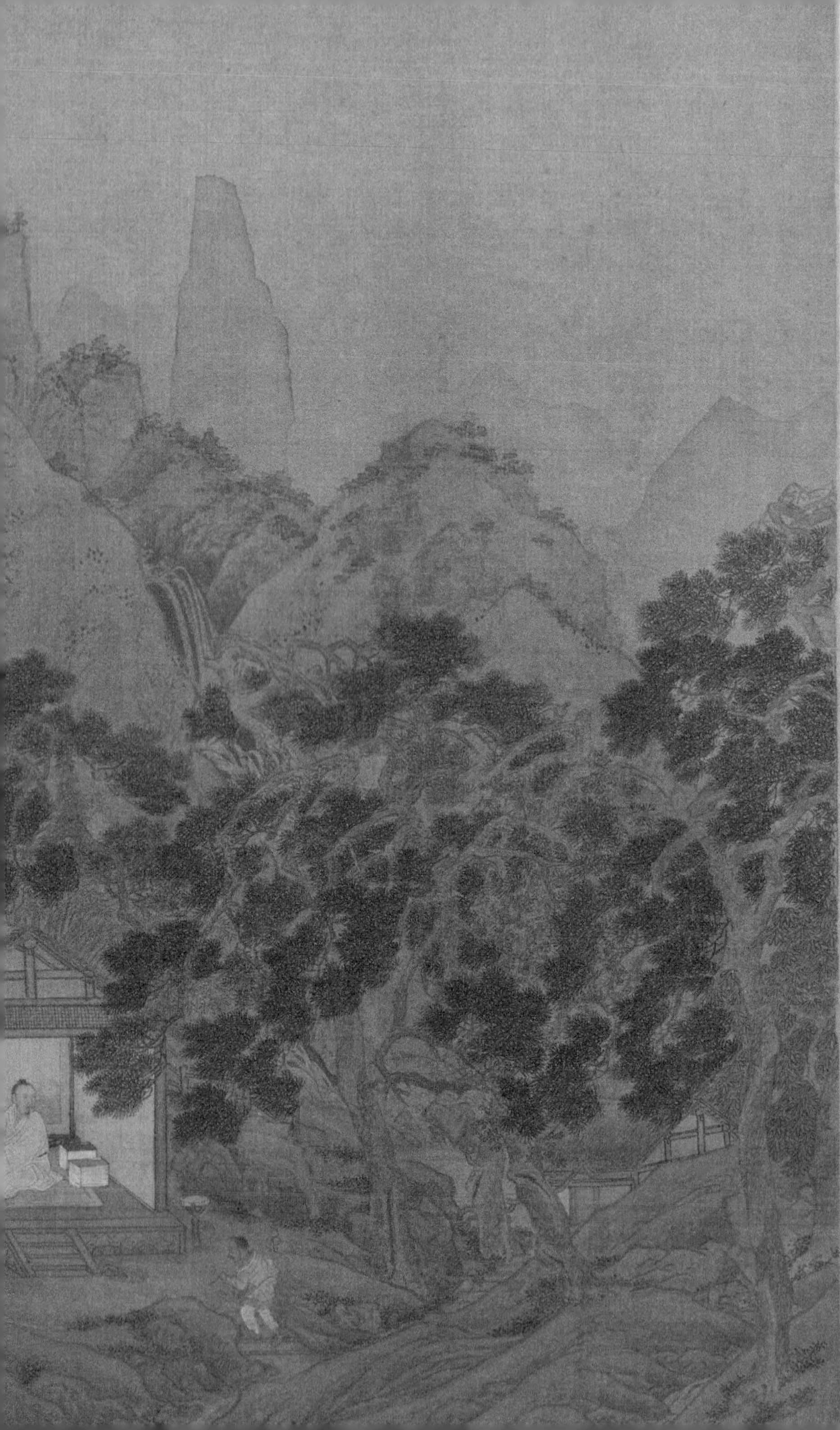

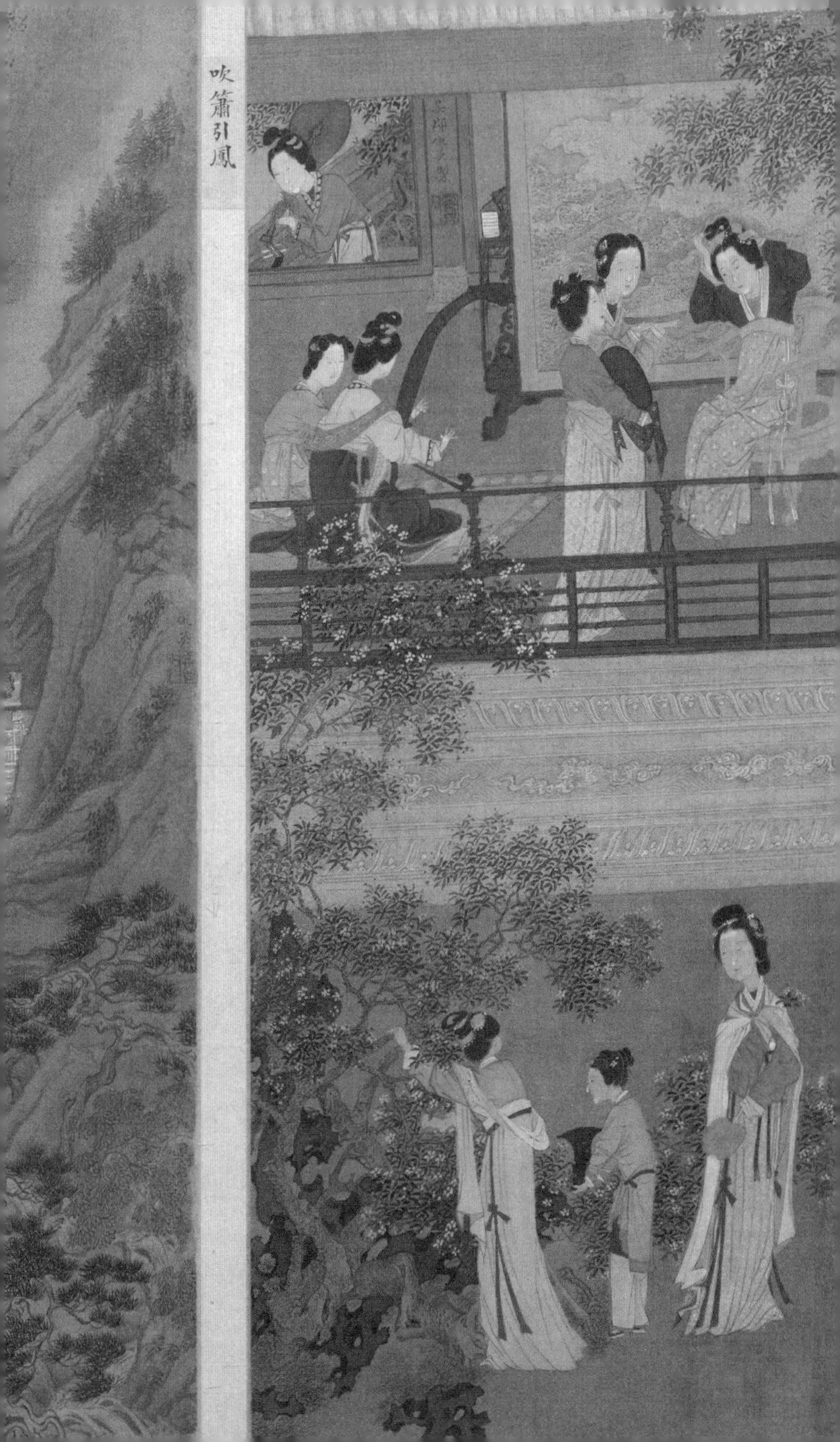
吹簫引鳳

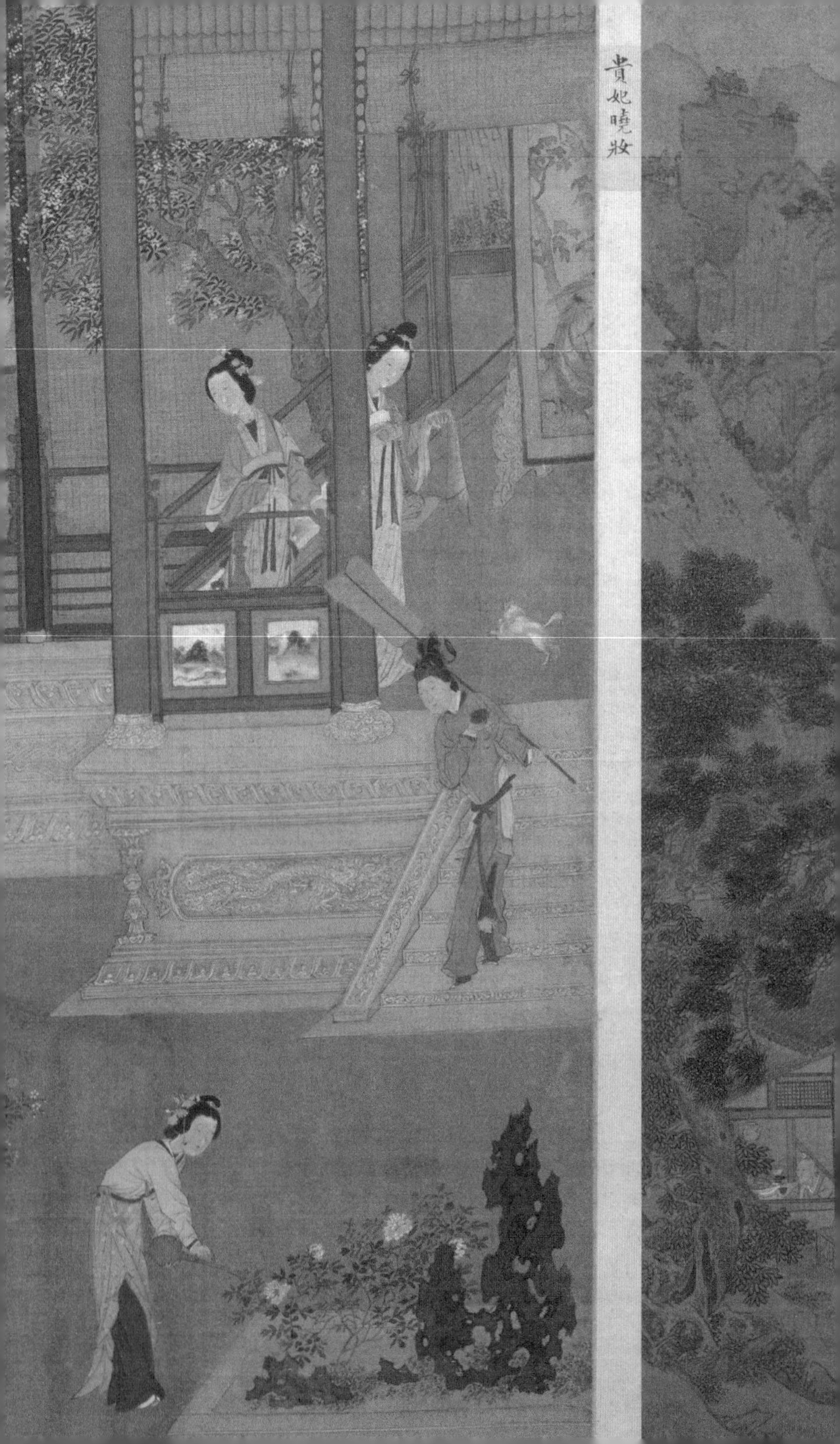
貴妃曉妝

右為細末用皂兒膠鞕和入臼杵千下以花印脫之

依法窨燒之

木犀香

降真香一兩剉屑 檀香二錢別為末作纏 臘茶半胯碎

右以紗囊盛降真置磁器内用去核鳳棲梨或鵝梨

汁浸降真及茶候軟透去茶不用拌檀末窨乾

木犀香

採木犀未開者以生蜜拌勻不可蜜多捺入瓦器中地

坑裏窨愈久愈奇取出於乳鉢内研匀成餅子油單裹收逐旋取燒採花時不得犯手剪取為妙

木犀香

日未出時乘露採岩桂花含蓝開及三四分者不拘多少煉蜜候冷拌和以溫潤為度緊築入有油磁罐中以蠟紙密封罐口掘地坑深三尺許窨一月或二十日用銀葉襯燒之花大開即無香

木犀香

五更初以竹箸取岩桂花未開蕋者不拘多少先於瓶底入檀香少許方以花蕋入瓶候滿加梅花腦子糁花上皂紗羃瓶口置空所日收夜露四五次少用生熟蜜相半澆瓶中蠟紙封窨爇如常法

木犀香

沉香 檀香各半兩 茅香一兩

右為末以半開木犀花十二兩擇去蒂研成膏搜作劑入石臼杵千百下脫花様當風處陰乾爇之

桂花香

冬青樹子 桂花香即木犀

右以冬青樹子絞汁與桂花同蒸陰乾爐内爇之

桂枝香

沉香 降真各等分

右劈碎碎以水浸香上一指蒸乾為末蜜劑焚

杏花香

附子沉 紫檀香 箋香 降真香各十兩 甲香製 薰陸

香　篤耨香　塌乳香各五兩　丁香　木香各二兩　麝香半兩　腦

二錢

右為末入薔薇水和匀作餅子以琉璃瓶貯之地窨

一月爇之有杏花韻度

杏花香

甘松　芎藭各半兩　麝香少許

右為末煉蜜和匀丸如彈子大置爐中旖旎可愛每

迎風燒之尤妙

吳顧道侍郎花

白檀五兩細剉以蜜二兩熱湯化開浸香三宿取出於銀盤中炒紫色入杉木麸炭内炒同搗為末麝香一錢另研臘茶一錢湯點澄清用稠脚

右同拌令匀以白蜜八兩搜入和乳搥碎數百貯甆器仍鎔蠟固縫地窨月餘可爇矣久則佳若合多可於臼中搗之

百花香

甘松去土箋香剉碎如米沉香臘茶末同煮半日玄參筋脉少者洗淨搥碎炒焦各一

兩檀香半兩剉如豆以鵞梨二箇取汁浸銀器内盛蒸三五次以汁盡為度丁香臘茶半錢同煮

半日麝香另研縮砂仁肉豆蔻各一錢龍腦半錢研

右為細末羅勻以生蜜捜和搗百十杵捻作餅子入磁盒封窨如常法爇

百花香

歌曰三兩甘松別本作一兩一分芎別本作半兩麝香少許蜜和同丸如彈子爐中爇一似百花迎曉風

野花香

沉香　檀香　丁香　丁香皮　紫藤香懷乾各半兩　麝香二錢　樟腦少許　杉木炭八兩研

右以蜜一斤重湯煉過先研腦麝和勻入香搜蜜作劑杵數百甕盒地窨旋取撚餅子燒之

野花香

箋香　檀香　降真香各一錢　舶上丁皮三分　龍腦一錢　麝香半字　炭末半兩

右為細末入炭末拌勻以煉蜜和劑撚作餅子地窨

燒之如要烟聚入製過甲香一字即不散

野花香

箋香　檀香　降真香各三兩　丁香皮一兩　韶腦二錢　麝香一字

右除腦麝别研外餘擣羅為末入腦麝拌勻杉木炭三兩燒存性為末煉蜜和劑入臼杵三五百下甆器内收貯旋取分爇之

野花香

大黄一兩　丁香　沉香　玄參　白檀　寒水石各五錢

右為末以梨汁和作餅子燒

後庭花香 補

檀香 箋香 楓乳香各一兩 龍腦二錢 白芨末

右為細末以白芨作糊和匀脫花樣窨燒如常法

洪駒父荔枝香

荔枝殼不拘多少 麝香一箇

右以酒同浸二宿封蓋飯上蒸之以透為度臼中燥之擣末每十兩重加入真麝香一字蜜和作丸爇如

常法

荔枝香

沉香 檀香 白豆蔻仁 西香附子 肉桂 金顔香各一錢 馬牙硝 龍腦 麝香各半錢 白芨 新荔枝皮各二錢

右先將金顔香於乳鉢内細研次入牙硝入腦麝别研諸香為末入金顔研匀滴水和劑脱花爇之

栢子香

栢子實不計多少帶青色未破未開者

右以沸湯焯過細切以酒浸密封七日取出陰乾爇之

酴醿香

歌曰三兩玄參一兩松一枝楦子蜜和同少加真麝并龍腦一架酴醿落晚風

黄亞夫野梅香

降真香四兩 臘茶一胯

右以茶為末入井花水一椀與香同煑水乾為度節去朧茶碾降真為細末加龍腦半錢和匀白蜜煉令過熟搜作劑丸如雞豆大或散燒

江梅香

零陵香 藿香 丁香各半兩懐乾 茴香半錢 龍腦少許 麝香少許鉢内研以建茶湯和洗之

右為末煉蜜和匀捻餅子以銀葉襯燒之

江梅香

歌曰百粒丁香一撮茴麝香少許可堪裁更加五味零陵葉百斛濃薰江上梅

蠟梅香

沉香 檀香各三錢 丁香六錢 龍腦半錢 麝香一錢

右為細末生蜜和劑爇之

雪中春信

沉香一兩 白檀 丁香 木香各半兩 甘松 藿香 零陵香各七錢半 回鶻香附子 白芷 當歸 官桂 麝香各三

錢檳榔 荳蔻各一枚

右為末煉蜜和餅如棊子大或脫花樣燒如常法

雪中春信

香附子四兩 鬱金二兩 檀香一兩建茶煮 麝香少許 樟腦一錢石灰製 羊

脛炭四兩

右為末煉蜜和勻焚窨如常法

雪中春信

檀香半兩 箋香 丁香皮 樟腦各一兩二錢 麝香一錢 杉木炭

二兩

右為末煉蜜和勻焚窨如常法

春消息

丁香　零陵香　甘松各半兩　茴香　麝香各一分

右為粗末蜜和得劑以磁盒貯之地坑内窨半月

春消息

丁香百粒　茴香半合　沉香　檀香　零陵香　藿香各半兩

右為末入腦麝少許和窨同前兼可佩帶

春消息

甘松一兩 零陵香 檀香各半兩 丁香百顆 茴香一撮 腦 麝各少許

和窨並如前法

洪駒父百步香又名萬斛香

沉香一兩半 箋香 檀香以蜜酒湯少許別炒極乾 製甲香各半兩別末 零陵香同研篩羅過 龍腦 麝香各三分

右和勻熟蜜和劑窨爇如常法

百里香

荔子皮千顆須閩中來用鹽梅者　甘松　箋香各三兩　檀香蜜拌炒黃色　製甲香各半兩　麝香一錢別研

右為細末煉蜜和令稀稠得所盛以不津器坎埋之半月取出爇之再投少許蜜捻作餅子亦可此盖裁損聞思香也

黄太史四香跋附

沉檀為主每沉二兩半檀一兩斫如博骰取榠查液漬之

液過指許三日乃煮瀝其液温水沐之紫檀為小龍茗末一錢沃湯和之漬晬時包以濡竹紙數重炰之螺甲半兩弱磨去齟齬以胡麻膏熬之色正黄則以蜜湯遽洗之無膏氣乃已青木香末以意和四物稍入婆律膏及麝二物惟少以棗肉合之作模如龍涎香狀日暵之

意可

海南沉水香三兩得火不作柴桂烟氣者麝香檀一兩切焙衡山亦有之宛不及海南來者木香四錢極新者

不焙玄參半兩剉燭炙甘草末二兩焰硝末一錢甲香一錢浮油煎令色黃以蜜洗去油復以湯洗去蜜如前治法而末之婆律膏及麝各三錢別研香成旋入以上皆末之用白蜜六兩熬去沫取五兩和香末勻置甆盒如常法

山谷道人得之於東溪老東溪老得自歷陽公多方初不知其所自始名宜愛或曰此江南宮中香有美人字曰宜甚愛此香故名宜愛不知其在中主後主時邪香殊不凡故易名意可使衆業力無度量之意

鼻孔繞二十五有求覓增上必以此香為可何沉酒

款玄參茗熬紫檀鼻端已霈然平直是得無生意者

觀此香莫處處穿透亦必為可耳

深静

海南沉香二兩羊脛炭四兩沉水剉如小博骰入白蜜

五兩水解其膠重湯慢火煮半日許浴以温水同炭杵

為末馬尾篩下之以煮蜜為劑窨四十九日出之入婆

律膏三錢麝一錢以安息香一分和作餅子亦得以甆

盒貯之

荆州歐陽元老為余處此香而以一斤許贈别元老者其從師也能受匠石之斤其為吏也不挫庖丁之刄天下可人也此香恬澹寂寞非世所尚時時下帷一炷如見其人

小宗

海南沉水香一分剉箋香半兩剉紫檀三分半生半用銀石器炒令紫色三物皆令如鋸屑蘇合油二錢治甲

香一錢末之麝一錢半研玄參半錢末之鵝梨二枚取汁青棗二十枚水二盌煮取小半盞同梨汁浸沉箋檀煮一伏時緩火取令乾和入四物煉蜜令小冷搜和得所入磁盒窨一月南陽宗少文嘉遊江湖之間援琴作金石弄遠山皆與之同聲其文獻足以配古人孫茂深亦有祖風當時貴人欲與之遊不可得乃使陸探微畫其像掛壁間觀之茂深惟喜閉閤焚香遂作此饋之時謂少文大宗茂深小宗故名小宗香　大宗小宗南史

有傳

藍成叔知府韻勝香

沉香　檀香　麝香各一錢　白梅肉焙乾秤　丁香皮各半錢　拣丁香五粒　木香一字　朴硝半兩別研

右為細末與别研二味入乳鉢拌勻密器收每用薄銀葉如龍涎法燒之少歇即是硝融隔火氣以水勻撓之即復氣通氤氲矣乃鄭康道御帶傳於藍藍嘗括於歌曰沉檀為末各一錢丁皮梅肉減其半拣

丁五粒木一字半兩朴硝栢麝拌此香韻勝以為名銀葉焼之火宜緩蘇韜光云每五料用丁皮梅肉各三錢麝香半錢重餘皆同且云以水滴之一炷可留三日

元御帶清觀香

沉香四兩 金顏香別研 石芝 檀香各二錢半末 龍涎二錢 麝香一錢半

右用井花水和勻達石碾細脱花爇之

脫浴香

香附子（蜜浸三日慢火焙乾） 零陵香（酒浸一宿慢火焙乾各半兩） 橙皮（焙乾） 楝花
（曬乾） 榠查核 荔枝殼（各一兩）
右並精細揀擇為末加龍腦少許煉蜜拌勻入磁盒
封窨十餘日取燒

文英香

甘松 藿香 茅香 白芷 麝檀香 零陵香 丁
香皮 玄參 降真香（各二兩） 白檀香（半兩）

右為末煉蜜半斤少入朴硝和香爇之

心清香

沉香　檀香（各一指大）　母丁香（一分）　丁香皮（三錢）　樟腦（一兩）　麝香（少許）

無縫炭（四兩）

右同為末拌匀重湯煮蜜去浮泡和劑甆器貯窨

瓊心香

箋香（半兩）　檀香（一分臘茶清煮）　丁香（三十粒）　麝香（半錢）　黄丹（一分）

右為末煉蜜和膏爇之又一方用龍腦少許

大真香

沉香一兩半 白檀一兩細剉白蜜半盞相和蒸乾 棧香二兩 甲香一兩製 腦麝各一錢研入

右為細末和勻重湯煮蜜為膏作餅子窨一月燒

大洞真香

乳香 白檀 棧香 丁皮 沉香各一兩 甘松半兩 零陵香

右為細末煉蜜和膏爇之

天真香

沉香三兩剉　丁香新好　麝香木剉炒各一兩　玄參洗切微炒香　生龍腦各半兩別研　麝香三錢另研　甘草末二錢　焰硝少許　甲香一分製過

右為末與腦麝和勻用白蜜六兩煉去泡沫入焰硝及香末丸如鷄豆大爇之薰衣最妙

玉蕋香新一名百花香

白檀　丁香　箋香　玄參各一兩　甘松一兩淨　黄熟香二兩　麝香一分

煉蜜為膏和窨如常法

玉蕋香

玄參半斤銀器内煑乾再炒令微烟出　甘松四兩　白檀二兩剉

右為末眞麝香乳香各二錢研入煉蜜丸芡實大

廬陵香

紫檀七十二銖即三兩屑之蒸一兩半　箋香十二銖半兩　沉香六銖一分　麝香三銖一錢字　蘇合香五銖二錢二分不用亦可　甲香二銖半一錢治　玄參末一銖半半錢

右用沙梨十枚切片研絞取汁青州棗二十枚水二

盆濃煎汁浸紫檀一夕微火煮乾入煉蜜及焰硝各半兩與諸香研和窨一月爇之

康漕紫瑞香

白檀一兩剉末 羊脛骨炭半秤擣羅

右用蜜九兩甆器重湯煮熟先將炭末與蜜攪勻次入檀末更用麝香半錢或一錢別器研細以好酒化開酒入前件藥劑入甆罐封窨一月旋取爇之久窨尤佳

靈犀香

雞舌香八錢 甘松三錢 靈陵香一兩半

右為末煉蜜和劑窨燒如常法

仙萸香

甘菊蕊乾 檀香 靈陵香 白芷各一兩 腦 麝各少許乳鉢研

右為末以梨汁和劑作餅子晒乾

降仙香

檀香末四兩蜜少許和為膏 玄參 甘松各二兩 川零陵一兩 麝香少許

右為末以檀香膏子和之如常法窨爇

可人香

歌曰丁香一分沉檀半腦麝二錢中半良二兩烏香杉炭是蜜丸爇處可人香

禁中非烟

歌曰腦麝沉檀俱半兩丁香一分桂三錢蜜丸和細為團餅得自宣和禁闥傳

禁中非烟

沉香半兩 白檀四兩劈作十塊臘茶浸少時 丁香 降真 鬱金 甲香各二兩製

右為細末入麝少許以白芨末滴水和捻餅窨爇

復古東閣雲頭香

占臘沉香十兩 金顔香 佛手香各二兩 番梔子別研 石芝各一兩 梅花腦一兩半 龍涎 麝香各一兩 製甲香半兩

右為末薔薇水和勻如無以淡水和之亦可 用磋石磋之脫花如常法爇

崔賢妃瑶英香

沉香四兩 金顏香二兩半 佛手香 麝香 石芝各半兩

右為細末上石和[石達]成餅子排銀盞或盤內盛夏烈日曬乾以新軟刷子出其光貯於錫盒內如常法爇之

元若虛總管瑶英香

龍涎一兩 大食梔子二兩 沉香十兩上等 梅花腦七錢 麝香當門子半兩

右先將沉香細剉礶令極細方用薔薇水浸一宿次日再上礶三五次別用石礶龍腦等四味極細方與沉香相合和勻再上石礶一次如水多用紙滲令乾濕得所

韓鈴轄正德香

上等沉香十兩　梅花片腦　蕃梔子各一兩　龍涎　石芝　金顏香　麝香肉各半兩

右用薔薇水和令乾濕得所上礶石細礶脫花爇之或作數珠佩帶

滁州公庫天花香

玄參四兩 甘松二兩 檀香一兩 麝香半錢

右除麝香別研外餘三味細剉如米粒許白蜜六兩拌匀貯甆罐内久窨乃佳

玉春新料方 補

沉香五兩 箋香 紫檀各二兩半 米腦一兩 梅花腦二錢半 麝香七錢半 木香 丁香各一錢半 金顏香一兩半 石脂半兩好 白芨二兩半 胯茶一胯半

右為細末次入腦麝研勻皂兒仁半斤濃煎膏硬和杵千下脫花陰乾刷光磁器收貯如常法爇之

辛押陁羅亞悉香

沉香 兜婁香各五兩 檀香 甲香各二兩製 丁香 大石芎 降真各半兩 鑒臨別研未詳或異名 米腦白 麝香各二錢 安息香三錢

右為細末以薔薇水蘇合油和劑作丸或餅爇之

金龜香燈

香皮每以烰炭研為細末篩過用黄丹少許和使白芨
研細米湯調膠烰炭末勿令太濕香心茅香藿香零陵
香三賴子栢香印香白膠香用水如法煮去松烟性漉
上待乾成惟碾不成餅巳上香等分剉為末和令停勻
白膠香中半亦研為末以白芨為末水調和捻作一指
大如橄欖形以烰炭為皮如裹饅頭入龜印却用針穿
自龜口插從龜尾出脫去龜印將香龜尾捻合焙乾燒
時從尾起自然吐烟於頭燈明而且香每以油燈心或

油紙撚火點之

金龜延壽香

定粉半錢 黃丹一錢 烰炭一兩並為末

右研和薄糊調成劑雕兩片龜兒印脫裏别香在龜腹内以布針從口穿到腹香烟出從龜口内燒過灰冷龜色如金

瑞龍香

沉香一兩 占城麝檀 占城沉香各三錢 迦蘭木 龍腦各二

錢大食梔子花 龍涎各一錢 檀香 篤耨各半錢 大食水五滴 薔薇水不拘多少

右為極細末拌和令勻於淨石上磓如泥入模脫

華蓋香

腦 麝各一錢 香附子去毛 白芷 甘松 零陵香葉 茅香 檀香 沉香各半兩 松蒳 草豆蔻去殼各一兩 酸棗肉以肥紅小者濕生者尤妙

右為細末煉蜜用棗水煮成膏汁搜和令勻木臼擣

之以不粘為度丸如雞頭實燒之

寶林香

黄熟香 白檀香 箋香 甘松去毛 藿香葉 荷葉

紫背浮萍各一兩 茅香半斤去毛酒浸以蜜拌炒令黄色

右為末煉蜜和勻丸如皂子大無風處燒之

述筵香

龍腦一分 乳香半錢 荷葉 浮萍 旱蓮 風松 水衣

松納各半兩

右為細末煉蜜和匀丸如彈子大慢火燒之從主人位以淨水一盞引烟入水盞内廵筵旋轉香烟接于水盞其香終而方斷以上三方亦名三寶殊薰

寶金香

沉香 檀香各一兩 乳香別研 紫礦 金顏別研 安息香別研 甲香各一錢 麝香半兩別研 石芝淨 白豆蔻各二錢 川芎 木香各半錢 龍腦三錢別研 排香四錢

右為粗末拌匀煉蜜和劑捻作餅金箔為衣用如常

法

雲蓋香

艾葉 艾蒳 荷葉 扇栢葉各等分

右燒存性為末煉蜜和別香作劑用如常法芬芳襲人

佩薰諸香

篤耨佩香

沉香末一斤 金顏末十兩 大食梔子花 龍涎各一兩 龍腦五錢

右為細末薔薇水徐徐和之得所臼杵極細脫範子用如常法

梅蕊香

丁香 甘松 藿香葉 白芷各半兩 牡丹皮一錢 零陵香一兩半 舶上茴香一錢

同㕮咀貯絹袋佩之

茴令十里香

丁香半兩強 檀香 甘松 零陵香各一兩 生腦少許 茴香半錢

弱
炒
畧

右為末薄紙貼紗囊盛佩之其茴香生則不香過炒則焦氣多則藥氣少則不類花香須逐旋斟酌添便旖旎

洗衣香

牡丹一兩 甘松一錢

右為末每洗衣最後澤水入一錢香著衣上經月不歇

假薔薇面花

甘松　檀香　零陵香　丁香各一兩　藿香葉　黄丹

白芷　香墨　茴香各一錢　腦麝為衣

右為細末以熟蜜和拌稀稠得所隨意脱花用如常

法

玉華醒醉香

採牡丹蘂與荼蘼花清酒拌挹燥潤得所當風陰一宿

杵細捻作餅子窨乾以龍腦為衣置枕間芬芳襲人可

以醒醉

衣香

零陵香一斤 甘松 檀香各十兩 丁香皮 辛夷各半兩 茴香六分

右擣粗末入龍麝少許貯囊佩之香氣粘衣汗浥愈馥

薔薇衣香

茅香 零陵香 丁香皮各一兩剉碎微炒 白芷 細辛 白

檀（各半兩）　茴香（一分）

同為粗末可藝可佩

牡丹衣香

丁香　牡丹皮　甘松（各一兩同為末）　龍腦（别研）　麝香（各一錢别研）

右同和以花葉紙貼佩之或用新絹袋貼着肉香如

牡丹

芙蕖香

丁香　檀香　甘松（各一兩）　零陵香　牡丹皮（各半兩）　茴香

一分

右為末入麝香少許研勻薄紙貼之用新帕子裹出入着肉其香如新開蓮花臨時更入茶末龍腦各少許不可火焙汗浥愈香

御愛梅花衣香

零陵葉四兩 藿香葉 檀香各二兩 甘松三兩洗淨去土乾秤 白梅霜擣碎羅淨秤 沉香各一兩 丁香擣 米腦各半兩 麝一錢半別研

以上諸香並須日乾不可見火除腦麝梅霜外一處

同為粗末次入腦麝梅霜拌匀入絹袋佩之此乃内

侍韓憲所傳

梅花衣香

零陵香　甘松　白檀　茴香各半兩微炒　丁香一分　木香一錢

右同為粗末入龍麝少許貯囊中

梅蕚衣香補

丁香二錢　零陵香　檀香各一錢　舶上茴香　木香各半錢　甘

松　白芷各一錢半　腦　麝各少許

右同剉候梅花盛開晴明無風雨於黃昏前擇未開含蕋者以紅綫繫定至清晨日未出時連梅蒂摘下將前藥同拌陰乾以紙衣貯紗囊佩之旖旎可愛

蓮蕋衣香

蓮花蕋一錢乾研 零陵香半兩 甘松四錢 藿香 檀香 丁香各三錢 茴香 白梅肉各一分 龍腦少許

右為末入龍腦研勻薄紙貼紗囊貯之

濃梅衣香

藿香葉 早春茶芽各二錢 丁香十枚 茴香半字 甘松 白芷
零陵香各三錢
右同剉細貯絹袋佩之

裛衣香
丁香別研 鬱金各十兩 零陵香六兩 藿香 白芷各四兩 蘇合香
甘松 杜衡各三兩 麝香少許

裛衣香
零陵香一斤 丁香 蘇合香各半斤 甘松三兩 鬱金 龍腦各二

麝香半兩兩

右並須精好者若一味惡即損諸香同搗如麻豆以夾絹袋貯之

貴人絶汗香

丁香一兩為粗末　川椒六十粒

右以二味相和絹袋盛而佩之辟絶汗氣

內苑蕊心衣

藿香　益智仁　白芷　蜘蛛香各半兩　檀香　丁香

木香各一錢

右同擣粗末裹置衣笥中

勝蘭衣香

零陵香　茅香　藿香各二錢　獨活　大黄各一錢　甘松錢半

牡丹皮　白芷　丁皮　桂皮各半錢

以上用水淨洗乾再用酒畧噴盌盛少時用三賴子二錢豆腐漿蒸以盞蓋定檀一錢右細剉合和令勻入麝香少許

香爨

零陵香　茅香　藿香　甘松　松子（搥碎）　茴香　三賴子（豆腐同蒸過）　檀香　木香　白芷　土白芷　肉桂　丁香　牡丹皮　沉香（各等分）　麝香（少許）

右用好酒噴過日晒乾以剪刀切碎碾為生料篩羅粗末瓦罈收頓

輭香

丁香（加木香少許同炒）　心子紅（若作黑色不用）　沉香（各一兩）　白檀　金顔

黃蠟 三賴子各二兩 龍腦半兩三錢亦可 蘇合油不以多少 生油少許 白膠香半斤灰水於砂鍋内煑候浮上畧掠入凉水搦塊再用皂角水三四盞以香色白為度秤二兩入香用

右先將蠟於定磁器内溶開次下白膠香次生油次蘇合油攪匀取置地地候大溫入衆香每一兩作一丸更加烏篤耨一兩尤妙如造黑色者不用心子紅入香墨二兩燒紅為末和劑如前法可懷可佩可置

扇柄把握

軟香

篤耨香 檀香末 麝香各半兩 金顏香五兩牙子香為末 蘇合油三兩 銀朱一兩 龍腦三錢

右為細末用磁器或銀器於沸湯鍋內頓放逐旋傾入蘇合油攪和停勻為度取出瀉入水中隨意作劑

軟香

沉香十兩 金顏香 箋香各二兩 丁香一兩 乳香半兩 龍腦一兩半 麝香三兩

右為細末以蘇合油和納磁器内重湯煮半日以稀稠得中為度以臼杵成劑

輭香

沉香為細末 金顔香各半斤細末 蘇合油四兩 龍腦一錢細研

右先以沉香末和蘇合油仍以冷水和成團却搦去水入金顔香龍腦又以水和成團再搦去水入臼杵三五千時時搦去水以水盡杵成團有光色為度如欲硬更加金顔香如欲輭加蘇合油

輭香

上等沉香末五兩 金顏香二兩半 龍腦一兩

右為末入蘇合油六兩半用綿濾過取淨油和香旋

旋看稀稠得所入油如欲黑色加百草霜少許

輭香

沉香 檀香 箋香各三兩 亞息香 梅花龍腦 甲香

製 松子仁各半兩 金顏香 龍涎 麝各一錢 篤耨油隨分 杉

木炭以黑為度

右除腦麝松仁篤耨外餘皆取極細末以篤耨油與諸香和勻為劑

廣州吳家軟香

金顔香半斤細研 蘇合油二兩 沉香一兩末 腦 麝各一錢別研 黃蠟二錢 芝麻油一錢臘月者經年尤佳

右將油蠟同銷鎔放令微溫和金顔沉末令勻次入腦麝與蘇合油同搜仍於淨石版上以木搥擊數百下如常法用之

翟仲仁運使軟香

金顔香（半兩）蘇合油（三錢）腦麝（各一字）烏梅肉（二錢半焙乾）

右先以金顔腦麝烏梅肉為細末後以蘇合油相合和臨時相度硬軟得所欲色紅加銀朱二錢半欲色黑加皂兒灰三錢存性

寳梵院主軟香

沉香（二兩）金顔香（半斤細末）龍腦（四錢）麝香（二錢）蘇合油（二兩半）黄蠟（一兩半）

右為細末蘇合與蠟重湯鎔和搗諸香入腦子更杵千餘下

軟香

金顏香半斤極好者貯銀器用湯煮化細布紐淨研 蘇合油四兩 龍腦一錢研細 麝香半錢研細 心紅不計多少色紅為度

右先將金顏香搦去水銀石銚内化開次入蘇合油麝香拌勻續入龍腦心紅移銚去火攪勻取出作團如常法

輭香

黄蠟半斤鎔成汁濾淨却以淨銅銚内下紫草煎令紅濾去草滓 檀香就鋪買細屑碾令細篩過二兩 金顔三兩漂去雜物取淨秤別研細作一處 滴乳香三兩揀明塊者用茅香煎水煮過令浮成片如膏須冷水中取出待水乾入乳鉢内細研如粘鉢則入煅過醋淬着底赭石二錢同研則不粘矣 沉香半兩要極細末 蘇合油二兩如結合時先以生蘿蔔擦了乳鉢則不粘等分以次和之 生麝香三錢淨鉢内以茶清滴研細却以其餘香拌起一處 銀硃隨意加入以紅為度

右以蠟入瓷器大盌内坐重湯中鎔成汁入蘇合油和成停匀却入衆香以柳棒調極匀即香成矣欲輭

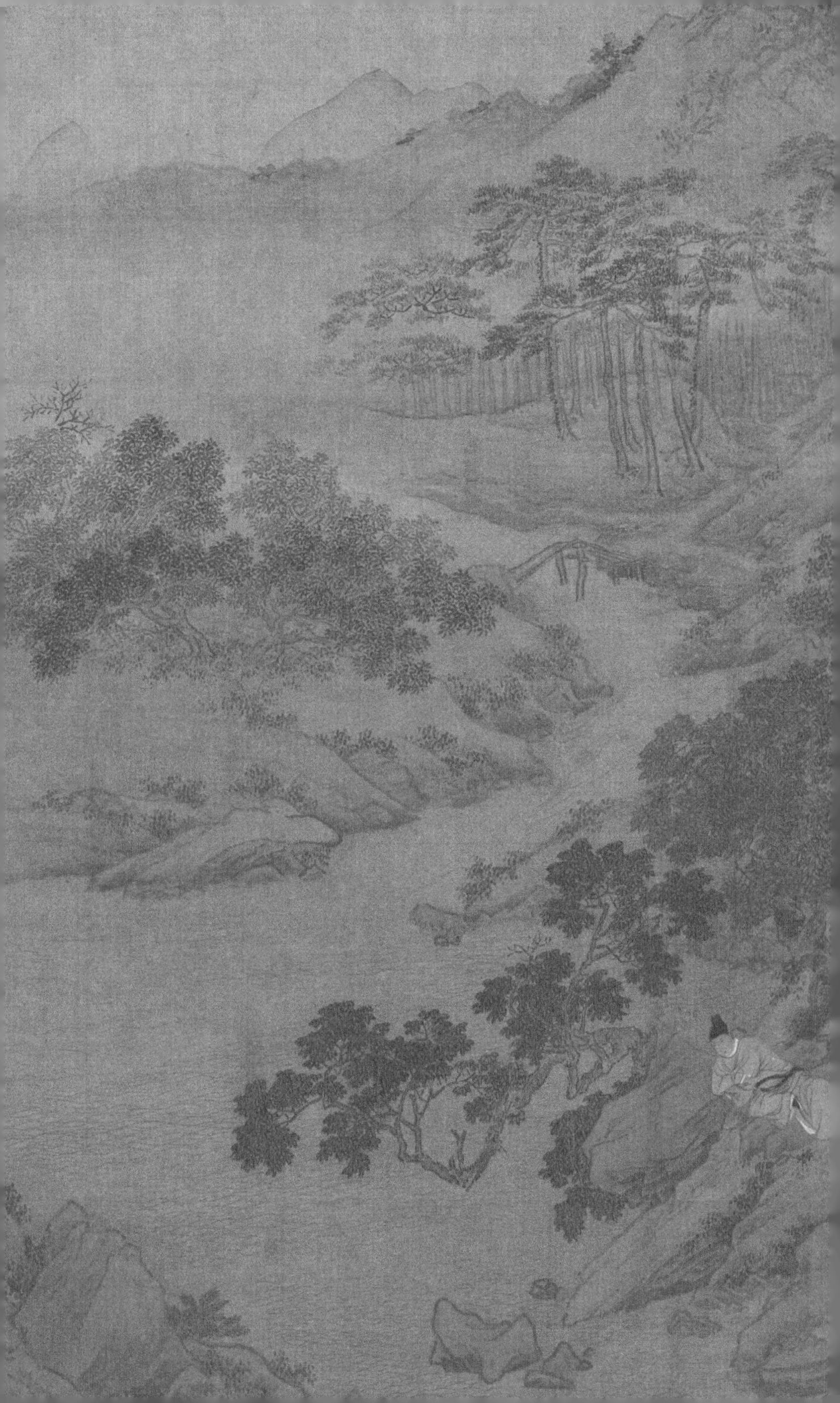

人物故事圖

松林六逸，取材於李白定居山東徂徠山的故事

明妃出塞，取材於王昭君出塞的故事

南華秋水，取材於《莊子·秋水篇》之河神與海神對話

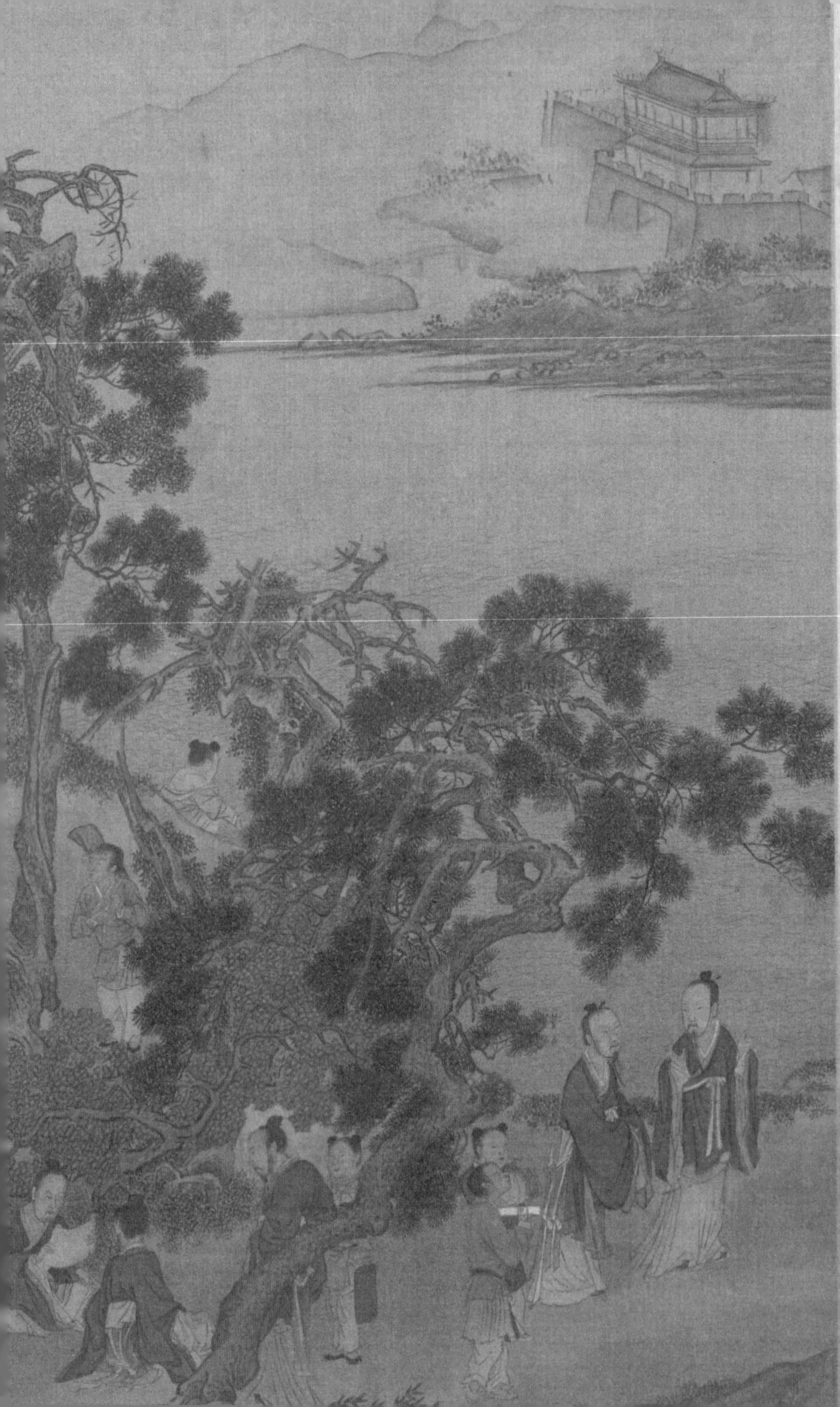

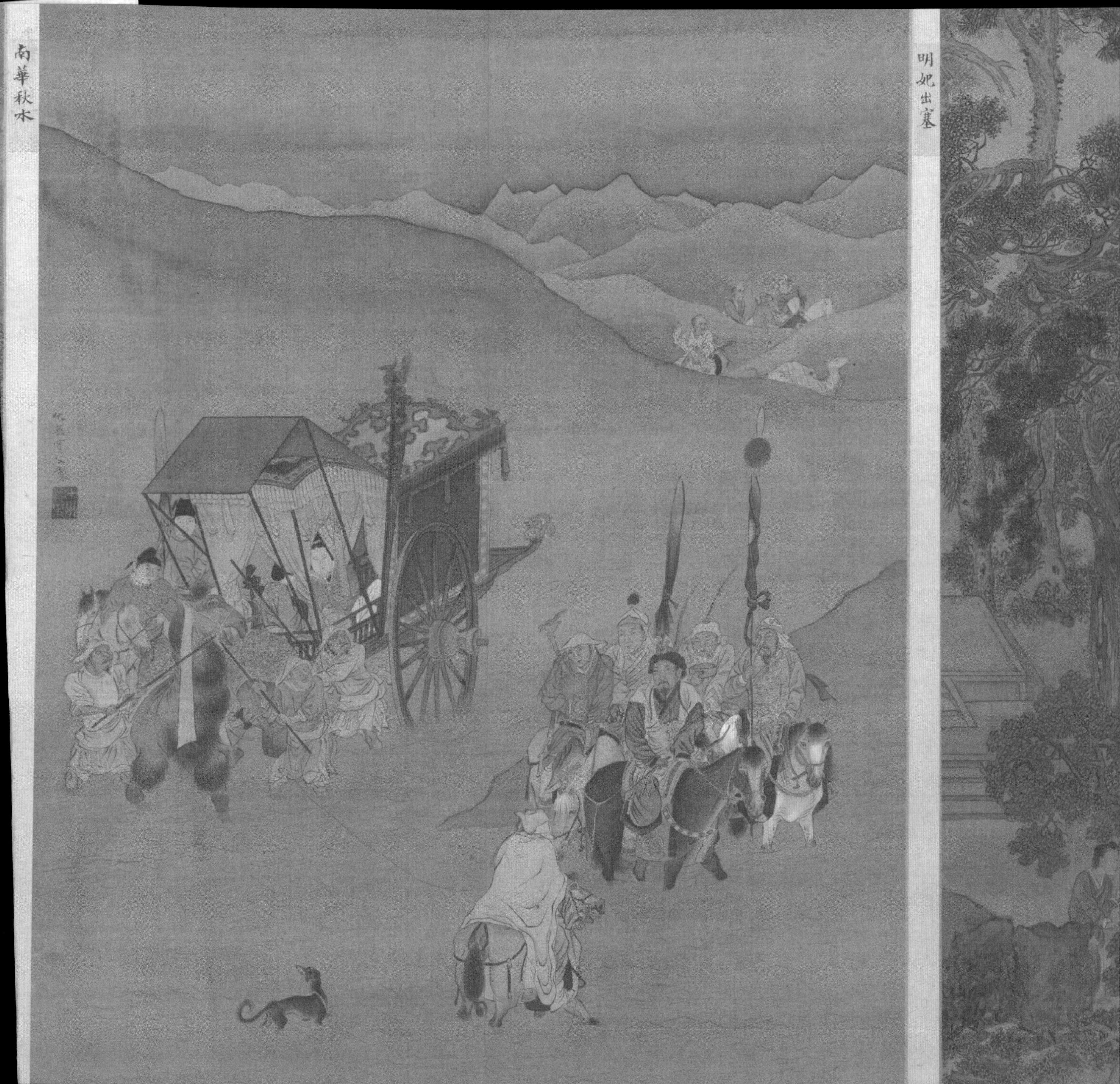
南華秋水
明妃出塞

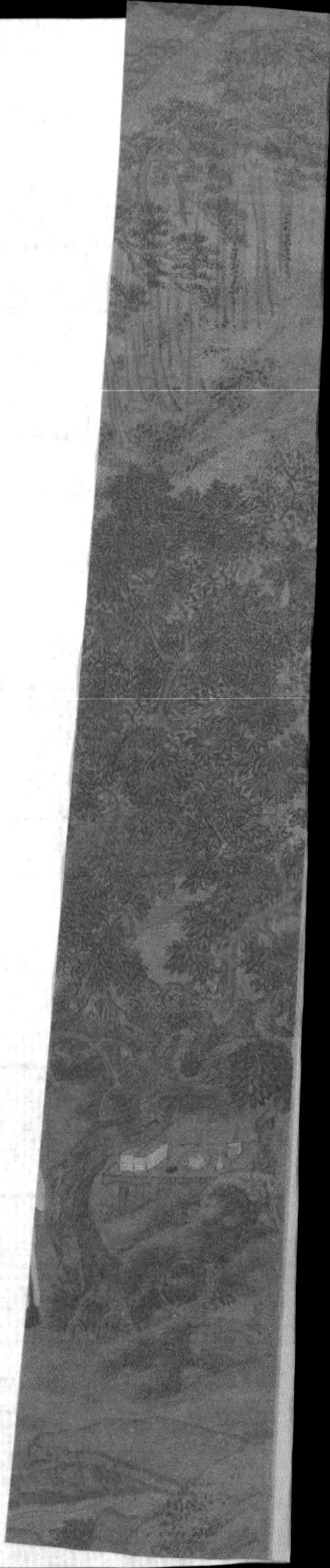

用松子仁三兩揉汁於內雖大雪亦爇

爇香

檀香一兩白梅煑剉碎為末 沉香半兩 丁香三錢 蘇合油半兩 金顔香二兩 蒸如無揀好楓滴乳香一兩酒煮過代之 銀硃隨意

右件諸香皆不見火為細末打和於甑上蒸碾成為香加腦麝亦可先將金顔碾為細末去滓

爇香

金顔香 蘇合油各三兩 篤耨油一兩二錢 龍腦四錢 麝香一錢 銀

硃四兩

右先將金顏碾為細末去滓用蘇合油坐熱入黃蠟一兩坐化逐漸入金顏香坐過了腦麝篤耨油銀硃打和以軟筍籜包縛收欲黃則加蒲黃二兩緑則入緑二兩黑入墨一二兩欲紫則入紫草各量多少加入以匀為度

薰衣香

茅香四兩細剉酒洗微蒸 零陵香 甘松各半兩 白檀二錢剉末 丁香二錢

白乾三箇焙乾取末

右同為粗末入米腦少許薄紙貼佩之

蜀主薰御衣

丁香　牋香　沉香　檀香　麝香各一兩　甲香三兩製

右為末煉蜜放冷令匀入窨月餘用如前見第一卷

南陽公主薰衣香

蜘蛛香一兩　香白芷　零陵香　縮砂仁各半兩　丁香　麝香　當歸　豆蔻各一分

熏衣香

沉香四兩 箋香三兩 檀香一兩半 龍腦 牙硝 甲香各半兩灰水洗過浸一宿次用新水洗過復以蜜水浸微黄色製用 麝香一錢

右除腦麝別研外同粗末煉蜜半觔和勻候冷入龍麝

新料熏衣香

沉香一兩 箋香七錢 檀香半錢 牙硝一錢 甲香一錢製如前 豆蔻一錢 米腦一錢 麝香半錢

右先將沉檀箋為粗散次入麝拌勻次入甲香並牙硝銀硃一字再拌煉蜜和勻上糝腦子用如常法

千金月令熏衣香

沉香　丁香皮各二兩　鬱金二兩細　蘇合香　詹糖各一兩同蘇合和作餅　小甲香四兩半以新牛糞汁二升水三升和煮三分去二取出以淨水淘刮去上肉焙乾又以清酒二升蜜半合和煮令酒盡以物攪候乾以水洗去蜜曝乾另為末

右將諸香末和勻燒熏如常法

熏衣梅花香事林

甘松　舶上茴香　木香　龍腦各一兩　丁香半兩　麝香一錢

右件擣合粗末如常法燒熏

熏衣芬積香和劑

沉香二十五兩剉　箋香剉　檀香剉臘茶清炒黃　甲香製法如前　杉木烰炭各二十兩　零陵葉　藿香葉　丁香　牙硝各十兩　米腦三兩研　梅花龍腦二兩研　麝香五兩研　蜜十斤煉和香

熏衣衙香

生沉香剉　箋香各六兩剉　檀香剉臘茶清炒　生牙硝各十二兩　生龍腦

研麝香各九兩研甲香六兩炭灰煮二日洗淨再加酒蜜同煮乾白蜜比香斤加倍用煉熟

右為末研入腦麝以蜜搜和令勻燒熏如常法

薰衣笑蘭香事林

藿茴甘芷木零丁茅賴芎黃和桂丁檀麝牡皮加減用酒噴日晒絳囊盛零以蘇合油揉勻松茅酒洗三賴米泔浸大黃蜜蒸麝香逐裹褫入熏衣加僵蠶常帶加白梅肉

塗傅諸香

傅身香粉

英粉別研 青木香 麻黄根 附子炮 甘松 藿香 零陵香各等分

右件除英粉外同搗羅為細末以生絹夾袋盛之浴罷傅身上

拂手香

白檀香三兩滋潤者剉末同蜜三錢化湯一盞許炒令水盡稍覺浥濕焙乾為末 米腦一兩研 阿膠一斤

右將阿膠化湯打糊入香末溲拌勻於木臼中搗三五日捻作餅子或脫花窨乾穿穴線懸於胸間

梅真香

零陵葉　甘松　白檀　丁香　白梅末各半兩　腦麝少許

右為細末糝衣傅身皆可用之

香髮木犀油事林

凌晨摘木犀花半開者揀去莖蒂令淨高量一斗取清麻油一斤輕手拌勻捺磁器中厚以油紙密封罐口坐

於釜内以重湯煮一晌久取出安頓穏燥處十日後傾出以手泚其清液收之最要封閉固密久而愈香如此油匀入黄蠟為面脂甚馨香也

香餅

凡燒香用餅子須先燒令通赤置香爐内俟有黄衣生方徐徐以灰覆之仍手試火氣緊慢洪譜

香餅

軟炭三斤末　蜀葵花或葉一斤半

右同擣令粘匀作劑如乾更入薄麪糊少許彈子大捻作餅晒乾貯磁器内燒時取用如無葵則炭末中拌入紅花滓同擣以薄糊和之亦可

香餅

堅硬羊脛炭末三斤 黄丹 定粉 針砂 牙硝各五兩 棗一升煮爛去皮核

右同擣拌匀以棗膏和劑隨意捻作餅子

香餅

木炭三斤末 定粉 黃丹各二錢

右拌勻糯米為糊和成入鐵臼內細杵以圈子脫作餅晒乾用之

香餅

用櫟炭和栢葉葵菜橡實為之純用櫟炭則難爇而易碎石餅太酷不用

耐久香餅

鞕炭末五兩 胡粉 黃丹各一兩

右同擣細末煮糯米膠和勻捻餅子晒乾每用燒令
赤炷香經久或以針沙代胡粉煮棗代糯米膠

長生香餅

黄丹四兩 乾蜀葵花燒灰 乾茄根各二兩燒灰 棗半斤去核

右為細末以棗肉研作膏同和勻捻作餅子晒乾置
爐內火耐久不熄

終日香餅

羊脛炭一斤末 黄丹 定粉各一分 針砂少許研勻

右煮棗肉杵膏拌匀捻作餅子窨二日便於日中晒乾如焼香畢水中蘸滅可再用

丁晉公文房七寳香餅

青州棗一斤和核用　木炭二升末　黄丹半兩　鐵屑二兩造針處有　定粉　細墨各一兩　丁香二十兩

右同搗為膏如乾時再以棗以模子脱作餅如錢許每一餅可經晝夜

内府香餅

木炭末一斤 黄丹 定粉各三兩 針砂三兩 棗半升

右同末蒸棗肉杵作餅晒乾每一枚可度終日

賈清泉香餅

羊脛炭一斤末 定粉 黄丹各四兩

右用糯米粥或棗肉和作餅晒乾用常法茄蘸燒灰存性棗肉同杵捻餅晒乾用之

香煤

近來焚香取火非竈下即踏爐中者以之供神佛格祖

先其不潔多矣故用煤以扶接火餅補遺香史

香煤

乾竹筒　乾柳枝燒黑灰各二兩　鉛粉三錢　黄丹三兩　焰硝二錢

右同為末每用匕許以燈爇着於上焚香

香煤

茄葉不計多少燒灰存性取四兩　定粉三十兩　黄丹二十兩　海金砂二十兩

右同為末拌匀置爐灰上紙點可終日

香煤

竹烰炭　柳木炭各四兩　黄丹　號粉各二錢　海金砂一錢研

右同為末拌匀捻作餅入爐以燈點着燒香

香煤

枯茄樹燒成炭於瓶内候冷為末每一兩入鉛粉二錢

黄丹二錢半拌和裝灰中

香煤

焰硝　黄丹　杉木炭各等分

右為末糝爐中以紙撚點

日禪師香煤 補

杉木大炭四兩 竹烰炭 鞭羊脛炭各二兩 黄丹 海金砂各半兩

同為末拌匀每用二錢置爐中紙燈點燒候透紅以冷灰薄覆

閻資欽香煤

栢葉多採之摘去枝梗淨洗日中曝乾剉碎不用墳墓間者入淨罐内以鹽泥固劑炭火煅之存性細研每用

一二錢置香爐灰上以紙燈點候匀徧焚香時時添之可以終日或燒栢子存性作火尤妙

香灰

細葉杉木枝燒灰用火一二塊養之經宿羅過裝鑪

每秋間採松鬚曝乾灰用養香餅　未化石灰搥碎羅過鍋内炒令紅候冷又研又羅為末作香爐灰潔白可愛日夜常以火一塊養之仍須用葢若塵埃則黑矣

礦灰六分爐灰四錢和大火養灰爇性香蒲燒灰爐裝

如雪　紙灰石灰礦灰各等分以米湯和同煆過勿令偏　頭青朱紅黑煤土黃各等分雜於紙中裝爐名錦灰　紙灰炒通紅羅過或稻糠燒灰皆可用　乾松花燒灰裝香爐最潔　茄灰亦可藏火火久不熄　蜀葵枯時燒灰裝爐大能養火

香器 顏史

香爐

香爐不拘銀銅鐵錫瓦石各取其便用其形或作狻猊

獅子鳧鴨之類計其人之當作頭貴穿窿可泄火氣置
竅不用大多使香氣回薄則能耐久

香盛

盛即盒也其所用之物與爐等以不生澀枯燥者皆可
仍不用生銅銅易腥漬

香盤

用深中者以沸湯瀉中令其氣蓊鬱然後置爐其上使
香易著物

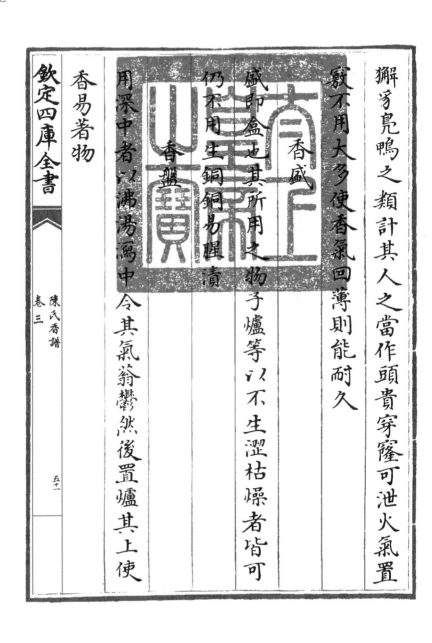

香匙

平灰置火則必用圓者分香抄末則必用鋭者

香筯

和香取香總宜用筯

香壺

或範金或埏為之用盛匕筯

香罌

窨香用之深中而掩上

陳氏香譜卷三

欽定四庫全書

陳氏香譜卷四

宋 陳敬 撰

香珠

香珠之法見諸道家者流其來尚矣若夫茶藥之屬豈亦漢人含雞舌之遺製乎茲故錄之以備聞見庶幾免一物不知之議云

孫廉訪木犀香珠

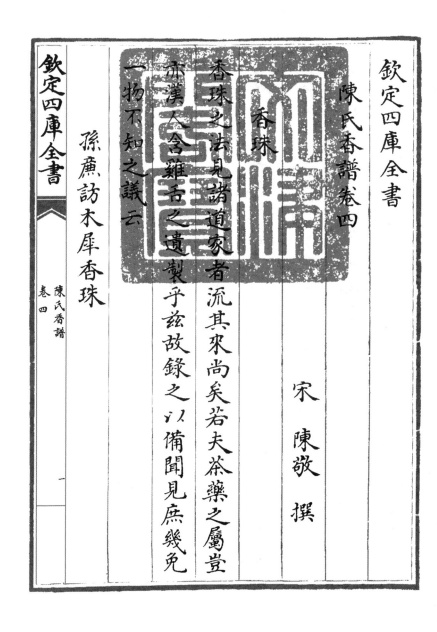

木犀花蓓蕾未開全者開則無香矣露未晞時先用布幔鋪地如無幔淨埽樹下地面令人登梯上樹打下花蕋收拾歸家擇去梗葉須精揀花蕋用中樣石磨磨成漿次以布袱包裹榨壓去水將已乾花料盛貯新甕罐內逐旋取出於乳鉢內研令細輭用小竹筒為則度作劑或以滑石平片刻竅取則手握圓如小錢大竹籤穿孔置盤中以紙四五重襯藉日旁陰乾稍健百顆作一串小竹弓絣掛當風處次至八九分乾取下每十五顆

以淨潔水畧畧揉洗去皮透青黑色又用盤盛於日影中晾乾如天氣陰晦紙隔之於慢火上焙乾以時取觀則香味可數年不失其磨乳圓洗之際忌穢汙婦女銀器油鹽等觸犯　瑣碎錄云木犀香念珠須入少些木香

龍涎香珠

大黄一兩半　甘松一兩三錢　川芎一兩半　牡丹皮一兩三錢　藿香一兩三錢　三柰子一兩三錢以上六味並用酒潑留一宿次五更以後藥一處拌勻於露天安待日出晒乾用

白芷二兩 零陵香一兩半 丁香皮一兩三錢 檀香三兩 滑石一兩三錢別研
白芨六兩煮糊 芸香二兩炒乾 白礬一兩三錢二味另研 好箋香二兩 秦皮一兩
三錢 樟腦一兩 麝香半字上面

圓曬如前法旋入龍涎腦麝

香珠

天寶香一兩 土光香半兩 速香一兩 蘇合香半兩 牡丹皮一兩 降真香半兩 茅香一錢半 草香一錢 白芷二錢豆腐蒸過 三柰子二分同上 丁香半錢 藿香五錢 丁皮一兩 藁本半兩 細辛二分 白檀一兩 麝香檀一兩 零

陵香二兩 甘松半兩 大黄二兩 茘枝殼二錢 麝香不拘 黄蠟一兩 滑石量用 石膏五錢 白及一兩

大料蜜梅酒松子三柰白芷糊夏白及春秋瓊枝冬阿膠

黑色竹葉灰石膏黄色檀香蒲黄白色滑石麝檀菩提色細辛牡丹皮檀香麝檀大黄石膏沉香

噀濕用蠟丸打輕者用水噀打

香珠

零陵香酒洗 甘松酒洗 茴香 丁香 茅香酒洗 檀香各等分 白

芷麴裹燒熟去麴不用 牡丹皮酒浸一日晒乾 大黄蒸過此項收香珠且又染色

右件如前治度晒乾合和為細末用白芨末和麴打糊為劑隨大小圓趂濕穿孔半乾用麝香稠調水為衣

收香珠法

凡香環佩帶念珠之屬過夏後須用木賊擦去汗垢庶不蒸壞若蒸損者以溫湯洗過晒乾其香如初溫子皮

香藥

丁沉煎圓

丁香二兩半 沉香四錢 木香一錢 白豆蔻二兩 檀香二兩 甘草四兩

右為細末以甘草熬膏和勻為圓如雞頭大每用一丸噙化常服調順三焦和養營衛治心胸痞滿

木香餅子

木香 檀香 丁香 甘草 肉桂 甘松 縮砂 丁皮 莪茂各等分

莪茂醋煮過用鹽水浸出醋米漿浸三日為末蜜和

同甘草膏為餅每服三五枚

香茶

經進龍麝香茶衛州韓家方

白豆蔻一兩去皮 白檀末七錢 百藥煎五錢 寒水石五分薄荷汁製 麝香四錢 沉香三錢梨汁製 片腦二錢半 甘草末三錢 上等高茶一斤

右為極細末用淨糯米半升煮粥以密布絞取汁置淨盌内放冷和劑不可稀軟以䩕為度於石版上杵一二時辰如粘則用麻油二兩煎沸入白檀香三五

片脱印時以小竹刀刮背上令平

孩兒香茶揚州崔家方

孩兒香一斤高末茶三兩片腦二錢半或糖米者韶腦不用麝香四錢薄荷霜五錢川百藥煎一兩研細

右五件一處和勻用熟白糯米一升半淘洗令淨入鍋内放水高四指煮作糕糜取出十分冷定於甆盆内揉和成劑却於平石砧上杵千餘轉以多為妙然後將花脱子洒油少許入劑作餅於潔淨透風篩子

頓放陰乾貯甆器内青紙襯裹密封

附造薄荷霜法

寒水石研極細末篩羅過以薄荷二斤加於鍋内傾水一椀於下以瓦盆蓋定用紙濕封四圍文武火蒸熏兩頓飯久氣定方開微有黄色嘗之涼者是

香茶

上等細茶一斤　片腦半兩　檀香三兩　沉香一兩　舊龍涎餅一兩　縮砂一兩

右為細末以甘草半斤剉水一盌半煎取淨汁一盌

入麝香末三錢和勻隨意作餅

香茶

龍腦 麝香雪梨製 百藥煎 揀草 寒水石飛過末 白豆蔻各三錢 高茶一斤 硼砂一錢

右同碾細末以熬過熟糯米粥淨布巾絞取濃汁和勻石上杵千餘方脫花樣

事類

香尉

漢仲雍子進南海香拜洛陽尉人謂之香尉述異記

香戶

南海郡有採香戶述異記 海南俗以貿香為業東坡文集

香市

南方有香市乃商人交易香處述異記

香洲

朱崖郡洲中出諸異香往往有不知名者述異記

香溪

吴宫有香水溪俗云西施浴處又呼為脂粉塘吴王宫人濯沐於此溪上源至今猶香

香界

回香所生以香為界楞嚴經

香篆

鏤木為篆紋以之範香塵然於飲食或佛像前有至二三尺徑者洪譜

香謁雕盤坡詞

香珠

以雜香擣之丸如梧桐子青繩穿之此三皇真元之香珠也燒之香徹天三洞珠囊

香纓

詩親結其褵注云褵香纓也女將嫁母結纓而戒之

香囊楚詞注云幃謂之幐即香囊也

晉謝玄常佩紫羅香囊謝安患之而不欲傷其意因戲賭取香囊焚之玄遂止詩云香囊懸肘後後蜀文澹生五歲謂母曰有五色香囊在杏林下往取得之乃澹前

生五歲失足落井今再生也並本傳

香獸

以塗金為狻猊麒麟鳧鴨之狀空中以焚香使烟以口出以為玩好復有雕木塊土為之者洪譜北里志書曰新團香獸不焚燒

香童

唐元寶好賓客務於華侈器玩服用僭於王公而四方之士盡仰歸焉常於寢帳牀前刻鏤童子人捧七寶博

山香爐自暝焚香徹曙其驕貴如此天寶遺事

香嚴童子

香嚴童白佛言我諸比丘燒水沉香香氣寂然來入鼻中非木非空非烟非火去無所著來無所從由是意銷發明無漏得阿羅漢楞嚴經

宗超香

宗超嘗露壇行道奩中香盡自然溢滿爐中無火烟自出洪譜

南蠻香

訶陵國亦曰闍婆在南海中貞觀時遣使獻婆律膏又驃古朱波也有以名思利毘離芮土多異香王宮設金銀二爐冦至焚香擊之以占吉凶有巨白象高數丈訟者焚香自跽象前自思是非而退有災疫王亦焚香對象跽自咎無膏油以蠟雜香代炷又真臘國客至屑檳榔龍腦以進不飲酒唐書南蠻傳

棧槎

番禺民忽於海旁得古槎長丈餘闊六七尺木理甚堅取為溪橋數年後有僧過而識之謂衆曰此非久計願捨衣鉢資易為石橋即求此槎為薪衆許之得棧數千兩洪譜

披香殿

漢宮闕名長安有合歡殿披香殿郡國志

採香徑

吳王闔閭起響𡒄廊採香徑郡國志

栢香臺

漢武帝作栢香臺以栢香聞數十里本紀

三清臺

王審知之孫昶襲為閩王起三清臺三層以黃金鑄像日焚龍腦薰陸諸香數斤五代史十國世家

沉香牀

沙門支法有八尺沉香牀異苑

沉香亭

開元中禁中初重木芍藥即今牡丹也得四本紅紫淺紅通白者上因移植於興慶池東沉香亭前李白集

敬宗時波斯國進沉香亭子拾遺李漢諫曰沉香為亭何異瓊臺瑶室本傳

沉香堂

隋越國公楊素大治第宅有沉香堂

沉香山火山

隋煬帝每除夜殿前設火山數十皆沉香木根每一山

焚沉香數車以甲煎沃之香聞數十里續世說

沉香山

華清温泉湯中疊沉香為方丈瀛洲明皇雜錄

沉屑泥壁

唐宗楚客造新第用沉香紅粉以泥壁每開户則香氣蓬勃洪譜

檀香亭

宣州觀察使楊枚造檀香亭子初成命賓落之杜陽編

檀羅

天寶中中官白秀貞自蜀使回得琵琶以獻其羅以沙檀為之溫潤如玉光耀可鑑 李宣詩云琵琶聲亮紫檀槽

麝壁

南齊廢帝東昏侯塗壁皆以麝香 雜俎集

麝枕

置真麝香於枕中可絕惡夢 續博物志

龍香撥

貴妃琵琶以龍香版為撥外傳

龍香劑

玄宗御案墨曰龍香劑一日見墨上有道士如蠅而行上叱之即呼萬歲曰臣黑松使者也上異之陶家餘事

香閣

後主起臨春結綺望仙三閣以泥檀香末為之陳書楊國忠嘗用沉香為閣檀香為欄檻以麝香乳香篩土和為

泥飾閣壁每於春時木芍藥盛開之際聚賓於此閣上賞花焉禁中沉香亭遠不侔此壯麗也天寶遺事

香牀

隋煬帝於觀文殿前兩廂為堂各十二間每間十二寶廚前設五方香牀綴貼金玉珠翠每駕至則宮人擎香爐在輦前行隋書

香殿

大明賦云香殿聚于沉檀豈待焚夫椒蘭黄卒卿水殿風

來暗香滿 坡詞

五香席

石季倫作席以錦裝五香雜以五彩編蒲皮緣之

七香車

梁簡文帝詩云丹轂七香車

椒殿

唐宮室志有椒殿

椒房

應劭漢官儀曰后宮稱椒房以椒塗壁也

椒漿

桂醑兮椒漿（離騷）元日上椒酒於家長舉觴稱壽元日進椒酒椒是玉衡之精服之令人卻老（崔寔月令）

蘭湯

五月五日以蘭湯沐浴（大戴禮）浴蘭湯兮沐芳（楚詞註云芳芷也）

蘭佩

紉秋蘭以為佩（楚詞注云佩也記曰佩帨茝蘭）

蘭畹

既滋蘭之九畹又樹蕙之百畮同上

蘭操

孔子自衛反魯隱谷之中見香蘭獨茂喟然嘆曰夫蘭當為王者香今乃獨茂與衆草為伍乃止車援琴鼓之自傷不逢時託辭於幽蘭云琴操

蘭亭

暮春之初會于會稽山陰之蘭亭王逸少叙

蘭室

黄帝傳岐伯之術書于玉版藏諸靈蘭之室素問

蘭臺

楚襄王遊于蘭臺之宫風賦 龍朔中改秘書省曰蘭臺

排蘭養鼻

椒蘭芬苾所以養鼻也 前有澤芷以養鼻蘭槐之根是為芷注云蘭槐香草也其根名芷並荘子

焚椒蘭

烟斜霧橫焚椒蘭也杜牧之阿房宫賦

懷香

尚書省懷香握蘭趨走丹墀漢官儀

含香

漢桓帝時侍中刁存年老口臭上出雞舌香使含之香頗小辛螫不敢嚥自疑有過賜毒也歸舍與家人辭訣欲就便宜衆求視其藥乃口香衆笑之更為含食意遂解漢官儀

諂香

唐元載寵姬薛瑶英母趙娟幼以香啗英故肌肉悉香 杜陽編

飯香

維摩詰經時化菩薩以滿鉢香與維摩詰飯香普薰毗耶離城及三千大千世界時維摩詰語舍利佛等諸大聲聞仁者可食如來甘露味飯大悲所薰無以限意食之使不消 柳文注

貢香

唐貞觀中敕下度支求杜若省郎以謝元暉詩云芳洲採杜若乃責坊州貢之通志

分香

魏王操臨終遺令曰餘香可分與諸夫人諸舍中無所為學作履組賣之三國志及文選

賜香

元宗夜宴以琉璃器盛龍腦香數斤賜羣臣馮謐起進

曰臣請效陳平為宰自丞相以下悉皆跪受尚餘其半乃捧拜曰敕賜錄事馮謐元宗笑許之

薫香

莊公束縛管仲以予齊使齊使以仲退比至三釁三浴之注云以香塗身曰釁釁即薫齊語魏武令云天下初定吾便禁家內不得薫香三國志

竊香

韓壽字德真為賈充司空掾充女窺見壽而悅之使婢

通殷勤壽踰垣而至時西域有貢奇香一著人經月不歇帝以賜充其女密盜以遺壽後充與壽宴聞其芬馥計武帝所賜惟已及陳騫家餘無也疑壽與女通乃取左右婢考問即以狀言充秘之以女妻壽晉書本傳

愛香

劉季和性愛香常如廁還輒過爐上主簿張坦曰人名公俗人不虛也季和曰荀令君至人家坐席三日香謂我如何坦曰醜婦效顰見者必者公欲我走耶季和大

笑襄陽記

喜香

梅學士詢性喜焚香其在官所每晨起將視事必焚香兩爐以公服罩之撮其袖以出坐定撒開兩袖郁然滿室皆香時人謂之梅香歸田錄

天女擎香

夫子當生之日有二蒼龍亘天而下來附徵在房因夢而生夫子夫子當生時有天女擎香自空而下以沐浴徵

在拾遺記

三班喫香

三班院所領使臣八千餘人涖事於外其罷而在院者常數百人每歲乾元節醵錢飯僧進香合以祝聖壽謂之香錢京師語曰三班喫香歸田錄

露香告天

趙清獻公抃衢州人舉進士官至參政平生所為事夜必衣冠露香九拜手告於天其不可告者則不為也言行

錄

焚香祝天

後唐明宗每夕於宫中焚香祝天曰某為衆所共推戴願早生聖人為生民主五代史帝紀初廢帝入欲擇宰相於左右左右皆言盧文紀及姚顗有人望帝乃悉書清要姓名内琉璃瓶中夜焚香祝天以筯挾之首得文紀之名次得姚顗遂並相焉五代史本傳

焚香讀章奏

唐宣宗每得大臣章奏必盥手焚香讀之本紀

焚香讀孝經

岑之敬字曰禮淳厚有孝行五歲讀孝經必焚香正坐南史

焚香讀易

公退之暇戴華陽巾披鶴氅衣手執周易一卷焚香默坐消遣世慮王元之竹樓記

焚香致水

襄國城塹水源暴竭石勒問於佛圖澄澄曰今當勑龍取水乃至源上坐繩床燒安息香呪數百言水大至隍塹皆滿 載記

焚香禮神

漢武故事昆邪王殺休屠王來降得其金人之神置之甘泉宮金人者皆長丈餘其祭不用牛羊唯燒香禮拜于潔精舍燒香讀道書 三國志

降香嶽瀆 海附

國朝每歲分遣驛使賫御香降于五嶽四瀆名山大川循舊典也廣州之南海道八十里禺胥之口黄木之灣南海祝融之廟也歲二月朝遣使馳驛有事于海神香用沉檀具牲幣使初獻其亞獻終各以官攝行三獻三奏樂主者以祝文告于前禮畢使以餘香分給

焚香靜坐

人在家及外行卒遇飄風暴雨震電昏暗大霧皆諸龍神經過宜入室閉戶焚香靜坐避之不爾損人 溫子皮

燒香勿返顧

南嶽夫人云燒香勿返顧忤真氣致邪應也真誥

燒香辟瘟

樞密王博文每於正旦四更燒丁香以辟瘟氣瑣碎錄

燒香引鼠

印香五文狼糞少許為細末同和勻於淨室内以爐燒之其鼠自至不得殺戲術

求名如燒香

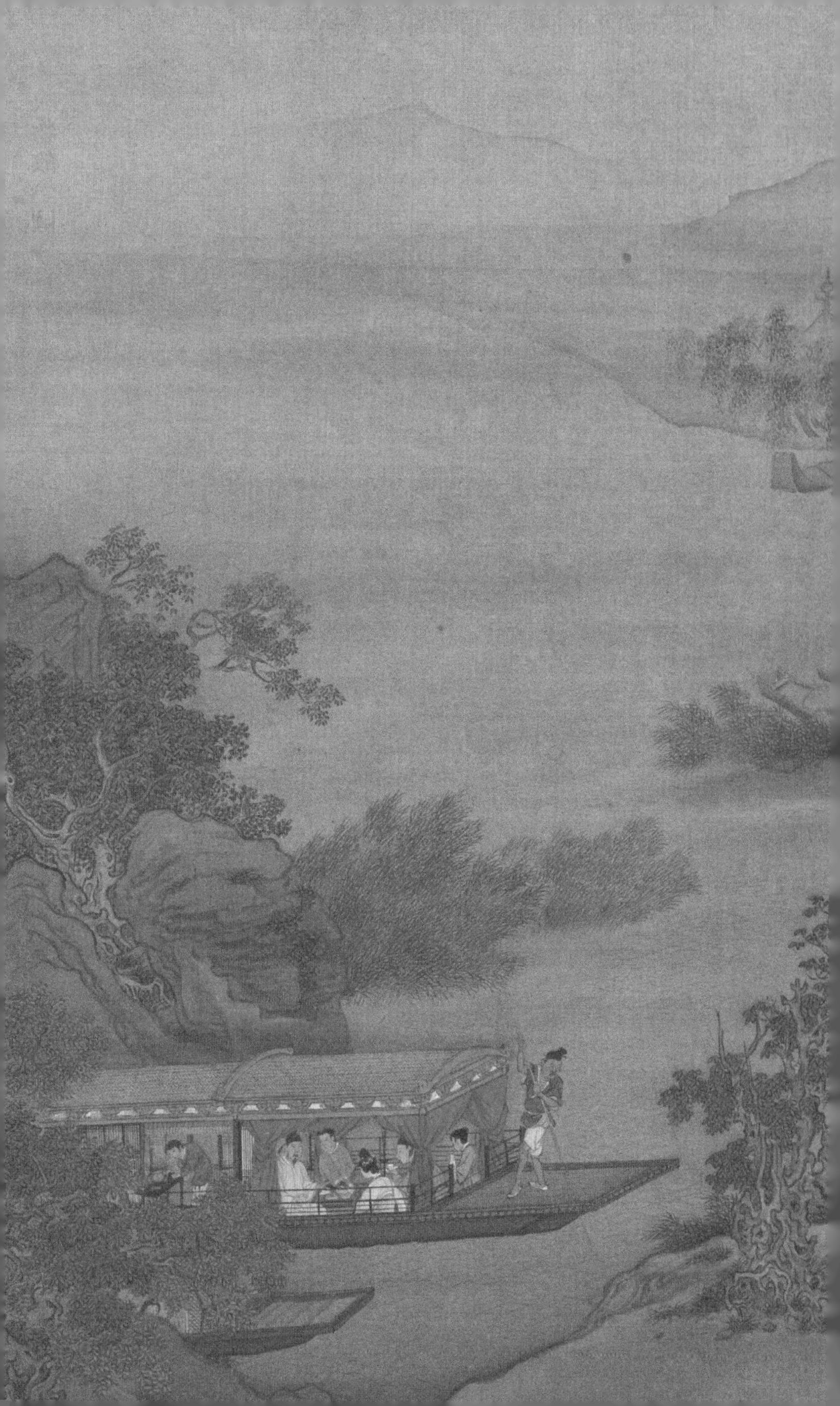

人物故事圖

子路問津，取材於《論語·微子》孔子着子路打聽渡口之事

竹院品古，展現蘇軾與米芾等好友鑒賞古物文玩之景

潯陽琵琶，展現白居易《琵琶行》之意境

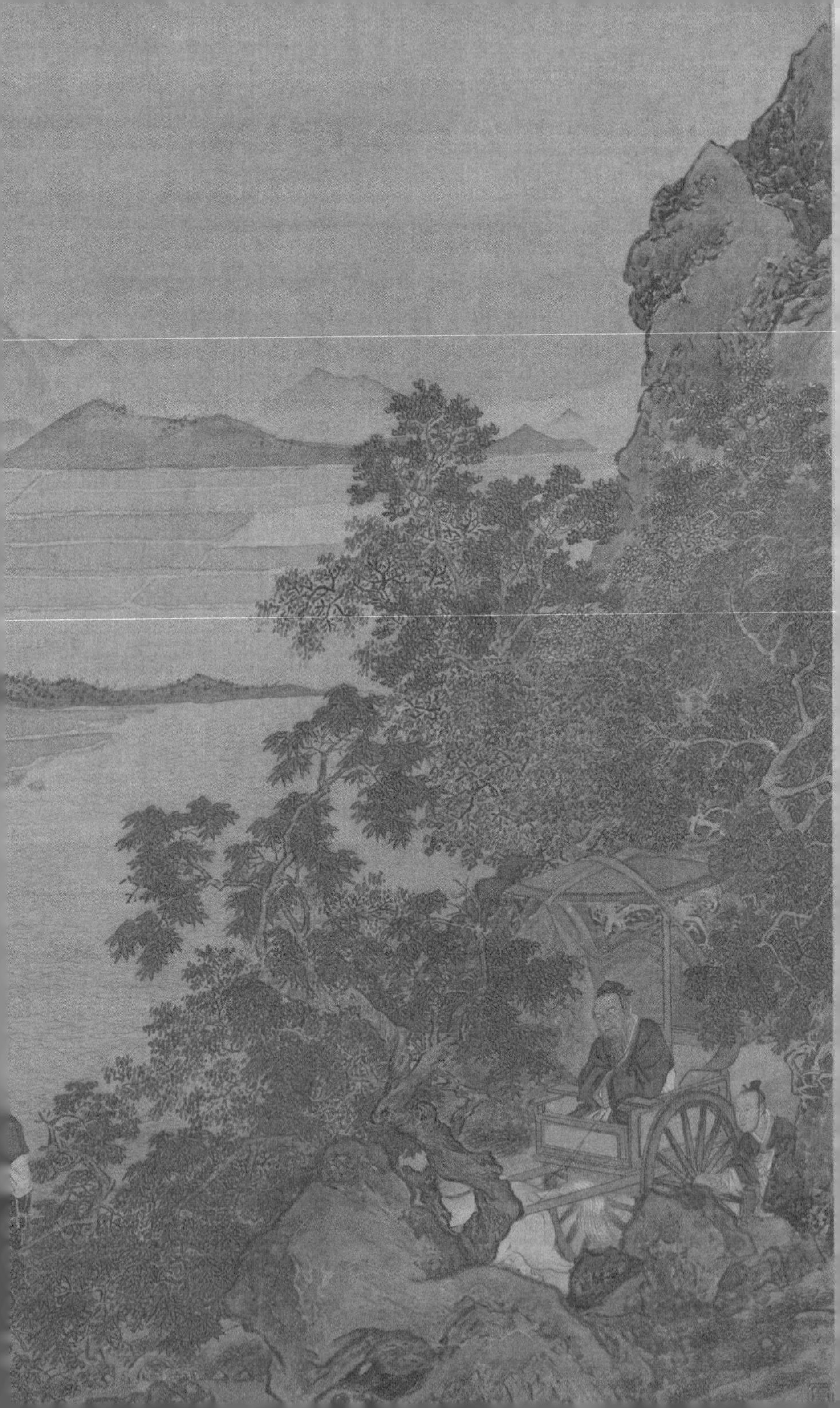

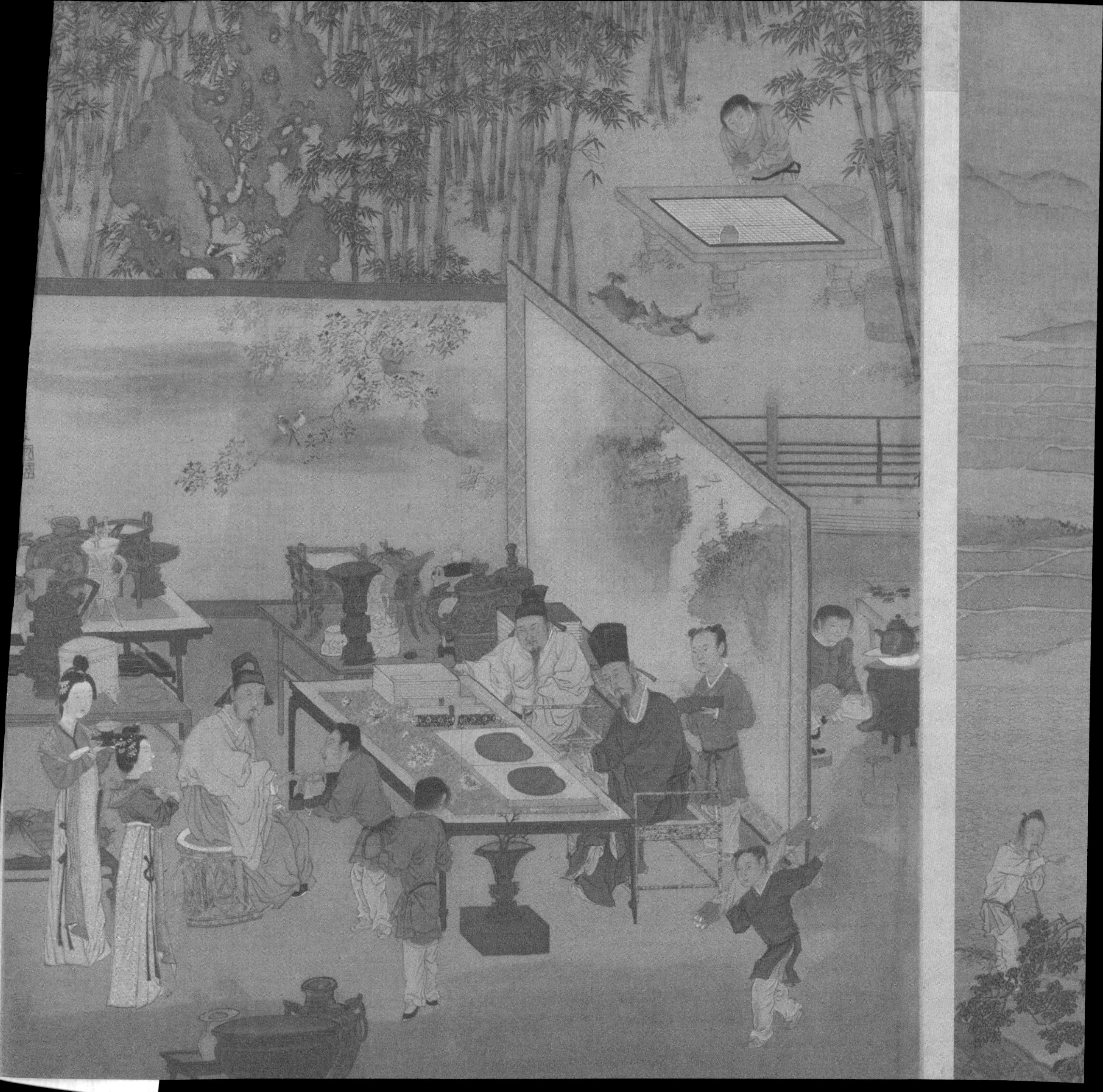

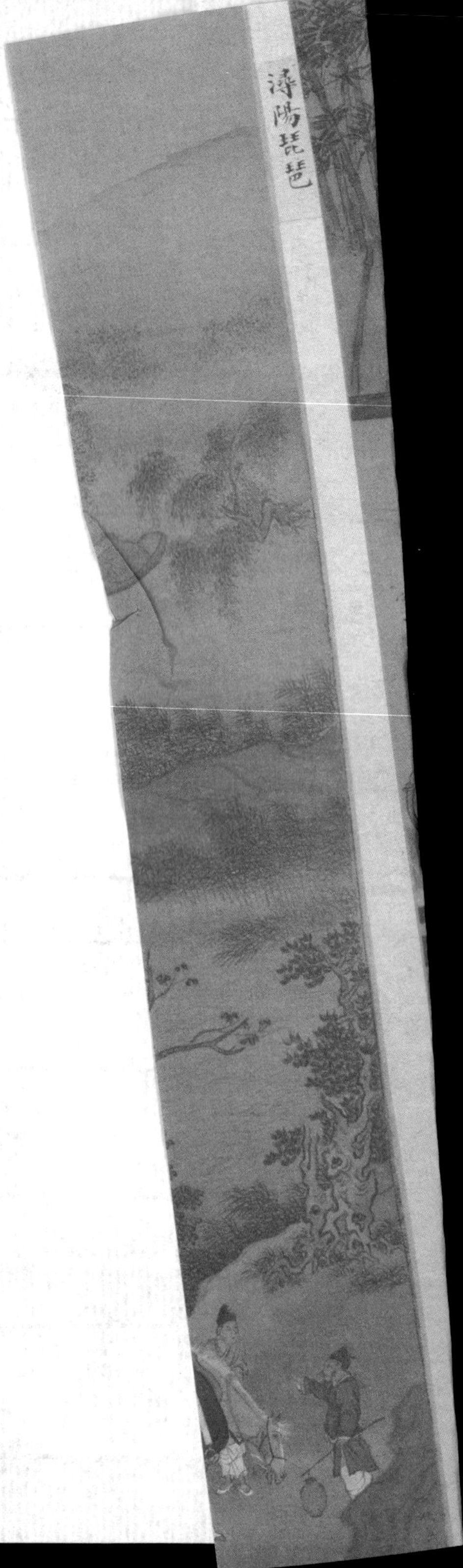
潯陽琵琶

人隨俗求名譬如燒香衆人皆聞其香不知薰以自焚盡則氣滅名大則身絶真誥

五色香烟

許遠遊燒香皆五色香烟出三洞珠囊

香奩

韓偓香奩集自叙云咀五色之靈芝香生九竅嚥三清之瑞露春動七情古詩云開奩集香蘇

防蠹

辟惡生香聊防羽陵之蠹玉臺新詠序

除邪

地上魔邪之氣直上沖天四十里人燒青木薰陸安息膠於寢室披濁臭之氣却邪穢之霧故夫人玉女太乙帝皇隨香氣而來下洪譜

香玉辟邪

唐肅宗賜李輔國香玉辟邪二玉之香可聞數里輔國每置之坐隅一日輔國方巾櫛一忽大笑一忽悲啼輔

國碎之未幾事敗為刺客所殺杜陽編

香中忌麝

唐鄭注赴河中姬妾百餘盡熏麝香氣數里逆於人鼻是歲自京兆至河中所過之地瓜盡一蔕不獲洪譜

被草負笈

宋景公燒異香於臺有野人被草負笈叩門而進是為子常世司天部洪譜

異香成穗

二十二祖摩拏羅至西印土焚香而月氏國王忽覩異香成穗（傳燈錄）

逆風香

竺法深孫興公共聽北來道人與支道林風松寺講小品北來屢設疑問林辨答俱爽北道每屈孫問深公上人當是逆風家何以都不言深笑而不答曰白旃檀非不馥豈能逆風深夷然不屑意波利質色香樹其香逆其風而聞今反之曰白旃檀非香豈能逆風言深非不

能難之正不必難也

古殿爐香

問如何古殿一爐香寶奩納師曰廣大勿入覲者如何

師曰六根俱不到

買佛香

問動容沉古路身沒乃方知此意如何師曰偷佛錢買佛香曰學人不會師曰不會即燒香供養本耶孃 泐潭師話

戒定香

釋氏有定香戒香韓侍郎贈僧詩云一靈今用戒香熏

結願香

省郎遊花嚴寺岩下見老僧前有香爐烟穟微甚僧謂曰此檀越結願香尚在而檀越已三生矣　陳去非詩再燒結願香

香偈

謹爇道香德香無為清淨自然香妙洞真香靈寶惡香朝三界香香滿瓊樓玉境遍諸天法界以此真香騰空

上奏　爇香有偈返生寶木沉水奇材瑞氣氤氳祥雲繚繞上通金闕下入幽冥道書

香光

楞嚴經大勢至法王子云如染香人身有香氣此則名曰香光

香鑪

鑪之名始見於周禮冢宰之屬宮人凡寢中共鑪炭

博山香爐

武帝内傳有博山爐葢西王母遺帝者事物紀原皇太子初拜有銅博山香爐東宫故事丁緩作九層博山香爐鏤作奇禽恠獸皆自然能動西京雜記其爐象海中博山下盤貯湯使潤氣蒸香以象海之四環呂大臨考古圖

被中香爐

長安竹工丁緩作被中香爐亦名卧褥香爐本出房風其法後絶緩始更為之機環運轉四周而爐體常平可置於被褥故以為名今之香毬是也雜記

薰爐

尚書郎入直臺中給女侍史二人皆選端正指使從直女侍史執薰爐燒香以從入臺中給使護衣漢官儀

金爐

魏武上御物三十種有純金香爐一枚雜物疏

麒麟

晉儀禮大朝會郎鎮官以金鍍九尺麒麟大爐唐薛逢詩云獸坐金牀吐碧烟是也

帳角香爐

石季倫冬月為暖帳四角安綴金銀鏨鏤香爐郭巾記

鵲尾香爐

宋玉賢山陰人也既禀女質厥志彌高自以年及笄應通女兄許氏密具法服登車既至夫門時及交禮更著黃巾裙手執鵲尾香爐不親婦禮賓主駭然夫家力不能屈乃放還遂出家梁大同初隱弱溪之間法苑珠林云香爐有柄可爇者曰鵲尾香爐見上

百寶爐

唐安樂公主百寶香爐長二尺朝野僉載

香爐爲寶子

錢鎮州詩雖未脱五季餘韻然迴環讀之故自娓娓可觀題者多云寶子弗知何物以余攷之乃迦葉之香爐上有金華華内有金臺即臺爲寶子則知寶子乃香爐耳亦可爲此詩但圜若重規然豈漢丁緩被中之製乎

黄長睿

貪得銅爐

何尚之奏庾仲文貪賄得嫁女具銅爐四人舉乃勝南史

母夢香爐

陶宏景母夢天人手執香爐來至其所已而有娠南史

失爐筮卦

會稽盧氏失博山香爐吳泰筮之曰此物質雖為金其實象山有樹非林有孔非泉闔閭晨興見發青烟此香爐也語其處即求得集異記

香爐墮地

侯景呼東西南北皆謂為廂景幕牀東無故墮景曰此東廂香爐那忽下地識者以為湘東軍下之徵云南史

覆爐示兆

齊建武中明帝召諸王南康侍讀江泌憂念府王子琳訪誌公道人問其禍福誌覆香爐灰示之曰都盡無餘後子琳被害南史

香爐峰

廬山有香爐峰李太白詩云日照香爐生紫烟來鵬詩云雲起爐峰一炷烟

薰籠

晉東宮故事云太子納妃有衣薰籠當亦秦漢之制也事物紀原

傳

天香傳　丁謂之

香之為用從古矣所以奉高明所以達蠲潔三代禋享

首惟馨之薦而沉水薰陸無聞焉百家傳記萃芳之美
而蕭薌鬱鬯不尊焉禮云至矣敬不享味貴氣臭也是
知其用至重採製初畧其名實繁而品類叢脞矣觀乎
上古帝皇之書釋道經典之說則記錄綿遠贊頌嚴重
色目至衆法度殊絶西方聖人曰大小世界上下内外
種種諸香又曰千萬種和香若香若丸若末若坐以至
華香果香樹香天和合之香又曰天上諸天之香又佛
土國名衆香其香比於十方人天之香最為第一仙書

云上聖焚百寶香天真人皇焚千和黄帝以沉榆蓂莢
為香又曰真仙所焚之香皆聞百里有積烟成雲積雲
成雨然則與人間共所貴者沉水薫陸也故經云沉水
堅株又曰沉水香聖降之夕導從有捧爐香者烟高丈
餘其色正紅得非天上諸天之香非三皇寶齋香珠法
其法雜而末之色色至細然後叢聚杵之三萬緘以良
器載蒸載和豆分而丸之珠貫而曝之且曰此香焚之
上徹諸天葢以沉水為宗薫陸副之也是知古聖欽崇

之至厚所以備物寶妙之無極謂變世寅奉香火之篤鮮有廢日然蕭第之類隨其所備不足觀也祥符初奉詔充天書扶持使道場科醮無虛日永晝達夕寶香不絕乘輿肅謁則五上為禮（真宗每至玉皇真聖祖位前皆五上香也）馥烈之異非世所聞大約以沉水乳為末龍香和劑之此法累稟之聖祖中禁少知者況外司耶八年掌國計兩鎮旄鉞四領樞軸俸給頒賚隨日而隆故苾芬之著特與昔異襲慶奉祀日賜供乳香一百二十斤（入內副都知張淮能為使）在

宮觀密賜新香動以百數沉乳降真等香由是私門之沉乳足用有唐雜記言明皇時異人云醮席中每焚乳香靈祗皆去人至於今惑之真宗時親禀聖訓沉乳二香所以奉高天上聖百靈不敢當也無他言上聖即政之六月授詔罷相分務西洛尋遣海南憂患之中一無塵慮越惟永晝晴天長宵垂象爐香之趣益增其勤素聞海南出香至多始命市之於閭里間十無一有假版官裴鶚者唐宰相晉宮中令公之裔孫也土地所宜悉究本末

且曰瓊管之地黎母山酋之四部境域皆枕山麓香多
出此山甲於天下然取之有時售之有主蓋黎人皆力
耕治業不以採香專利閩越海賈恒以餘杭船即市香
每歲冬季黎峒俟此船方出尋採州人從而賈販盡歸
船商故非時不有也香之類有四曰沉曰棧曰生結曰
黃熟其為狀也十有二沉香得其八焉曰烏文格土人
以木之格其沉香如烏文木之色而澤更取其堅格是
美之至也曰黃蠟其表如蠟少刮削之黳紫相半烏文

格之次也曰牛目與角及蹄曰雉頭洎髀若骨此沉香之狀土人别曰牛眼牛角牛蹄雞頭雞腿雞骨曰崑崙梅格棧香也此梅樹也黄黒相半而稍堅土人以此比棧香也曰蟲鏤凡曰蟲鏤其香尤佳葢香蕉黄熟蟲蛀及攻腐朽盡去精英獨存者也曰傘竹格黄熟香也如竹黄白白而帶黒有似棧也曰茅葉如茅葉至輕有入水而沉者得沉香之餘氣也𤌚之至佳土人以其非堅實抑之黄熟也曰鷓鴣斑色駁雜如鷓鴣羽也生結香

也棧香未成沉者有之黄熟未成棧者有之凡四名十二狀皆出一本樹體如白楊葉如冬青而小膚表也標末也質輕而散理踈以粗曰黄熟黄熟之中黑色堅勁者曰棧香棧香之名相傳甚遠即未知其旨惟沉香為狀也肉骨頳脫芒角鋭利無大小無厚薄掌握之有金玉之重切磋之有犀角之勁縱分斷瑣碎而氣脉滋益用之與臭塊者等鷓云香不欲絶大圍尺已上慮有水病若斤已上者合兩已下者中浮水即不沉矣又曰或

有附於枯杇隱於曲枝蟄藏深根或抱貞木本或挺然結實混然成形嵌若岩石屹若歸雲如矯首龍如峩冠鳳如麟植趾如鴻鎩翮如曲肱如駢指但文理密緻光采明瑩斤斧之跡一無所及置器以驗如石投水此香寶也千百一而已矣夫如是自非一氣粹和之凝結百神祥異之含育則何以羣木之中獨禀靈氣首出庶物得奉高天也占城所産棧沉至多彼方貿遷或入番禺或入大食大食貴棧沉香與黄金同價鄉耆云比歲有

大食番舶為颶風所逆寓此屬邑首領以富有聲肆筵設席極其誇詑州人私相顧曰以眥較勝誠不敵矣然視其爐烟蓊鬱不舉乾而輕瘠而燋非妙也遂以海北岸者即席而焚之高烟杳杳若引束絙濃腴湒湒如練凝繞芳馨之氣持久益佳大舶之徒由是披靡生結者取不俟其成非自然者也生結沉香品與棧香等生結棧香品與黄熟等生結黄熟品之下也色澤浮虚而肌質散緩燃之辛烈少和氣久則潰敗速用之即佳不同

沉棧成香則永無朽腐矣雷化高竇亦中國出香之地比海南者優劣不侔甚矣既所禀不同而售者多故取者速也是黄熟不待其成棧棧不待其成沉葢取利者戕賊之深也非如瓊管皆深峒黎人非時不妄翦伐故樹無夭折之患得必皆異香曰熟香曰脱落香皆是自然成香餘杭市香之家有萬斤黄熟者得真棧百斤則為稀矣百斤真棧得上等沉香十數觔亦為難矣薫陸乳香之長大而明瑩者出大食國彼國香樹連山絡野

如桃膠松脂委於石地聚而斂之若京坻香山多石而少雨載詢番舶則云昨過乳香山下彼人云此山下雨已三十年香中帶石末者非濫偽也地無土也然則此樹若生塗泥則香不得為香矣天地植物其有旨乎贊曰百昌之首備物之先于以祀禋于以告虔孰歆至德孰享芳烟上聖之聖高天之天

序

和香序　范曄

麝本多忌過分必害沉實易和盈斤無傷零藿燥虛詹糖粘濕甘松蘇合安息鬱金捺多和羅之屬並被珍於外國無取於中土又棗膏昏蒙甲馢淺俗非惟無助於馨烈乃當彌增於尤疾也

此序所言悉以比類朝士麝本多忌比庾憬之棗膏昏蒙比羊玄保甲馢淺俗比徐湛之甘松蘇合比惠休道人沉實易和蓋自比也

笑蘭香序

吳僧罄宜笑蘭香序曰豈非韓魏公所謂濃梅而黃太史所謂藏春者邪其法以沉為君雞舌為臣北苑之臣秬鬯十二葉之英鉛華之粉柏麝之臍為佐以百花之液為使一炷如芡子許油然鬱然若齅九畹之蘭而挹百畝之蕙也

說

香說　　程泰之

秦漢以前二廣未通中國中國無今沉腦等香也宗廟

惝蕭灌獻尚鬱食品貴椒至荀卿氏方言椒蘭漢雖已得南粤其尚臭之極者椒房郎官以雞舌奏事而已較之沉腦其等役之甚下不類也惟西京雜記載長安巧工丁緩作被下香爐頗疑已有今香然劉向銘博山爐亦止曰中有蘭綺朱火青烟玉臺新詠詠博山爐亦曰朱火然其中青烟颺其間香風難久居空令蕙草殘二文所賦皆焚蘭蕙而非沉腦是漢雖通南粤亦未見粤香也漢武内傳載西王母降爇嬰香等品多異名然疑

後人為之漢武奉仙窮極宮室帷帳器用之麗漢史備記不遺若曾敘古來未有之香安得不記

銘

博山爐銘　劉向

嘉此正氣嶄岩若山上貫太華承以金盤中有蘭錡朱火青烟

香爐銘　梁元帝

蘇合氤氲飛烟若雲時濃更薄乍聚還分火微難盡風

長昜聞孰云道力慈悲所薫

頌

鬱金香頌　　左九嬪

伊此奇香名曰鬱金越此殊域厥珍來尋芬香酷烈悦目欣心明德惟馨淑人是欽窈窕淑媛服之禴襟永垂名實曠世弗沉

藿香頌　　江文通

桂以過烈麝以太芬祥躋天壽芳擷人文詎如藿香微

馥微馨攝靈百伋養氣青雲

瑞沉寶峰頌并序

臣建謹案史記龜策傳曰有神龜在江南嘉林中嘉林者獸無虎狼鳥無鴟梟草無毒螫野火不及斧斤不至是謂嘉林龜在其中常巢於芳蓮之上左脅書文曰甲子重光得我者為帝王由是觀之豈不偉哉臣少時在書室中雅好焚香有海上道士向臣言曰子知沉之所出乎請為子言葢江南有嘉林嘉林者美木也木美則

堅實堅實則善沉或秋水泛溢美木漂流沉於海底蛟龍蟠伏於上故木之香清烈而戀水濤瀨淙激於下故木之形嵌空而類山近得小山於海賈嶤巖可愛名之曰瑞沉寶峰不敢藏諸私室謹齋莊潔誠跪進玉陛以為天壽聖節瑞物之獻臣建謹拜手稽首而為之頌曰

大江之南粵有嘉林嘉林之木入海而沉蛟龍枕之香冽且清濤瀨漱之峰岫乃成海神愕視不敢閟藏因潮而出瑞我明昌明昌至治如沉馨香明昌睿筭如山久

長臣老且耄聖恩曷報歌頌紀詩以配天保

賦

迷迭香賦　魏文帝

播西都之麗草兮應青春之凝暉流翠葉於纖柯兮結微根於丹墀芳莫秋之幽蘭兮麗崑崙之英芝信繁華之速逝兮弗見凋於嚴霜既經時而收採兮遂幽艷以增芳去枝葉而持御兮入綃縠之霧裳附玉體以行止兮順微風而舒光

鬱金香賦　晉傅玄

葉萋萋以翠青英藴藴而金黄樹𦬆藹以成陰氣芬馥而含芳陵蘇合之殊珍豈艾蒳之足方榮耀帝寓香播紫宫吐芬揚烈萬里望風

芸香賦　傅咸

攜昵友以逍遥兮覽偉草之敷英慕君子之宏覆兮超託軀於朱庭俯引澤於月壤兮仰吸潤乎太清繁兹緑葉茂此翠莖葉葉猗猗兮枝媚妍以廻縈象春松之含

曜兮鬱蓊蔚以蔥菁

幽蘭賦 出文苑英華 楊烱

維幽蘭之芳草禀天地之純精抱青紫之奇色挺龍虎之佳名不起林而獨秀必固本而叢生爾乃丰茸十步綿連九畹莖受露而將低香從風而自遠當此之時叢蘭正滋美庭闈之孝子循南陔而采之楚襄王蘭臺之宮零落無叢漢武帝猗蘭之殿荒凉幾變聞昔日之芳菲恨今人之不見至若桃花水上佩蘭若而續魂竹箭

山陰坐蘭亭而開宴江南則蘭若為洲東海則蘭陵為操隰有蘭兮蘭有枝贈遠别兮友新和氣如蘭兮長不改心若蘭兮終不移及夫東山月出西軒日晚授燕女於春閨降陳王於秋坂乃有送客金谷林塘坐曛鶴琴未罷龍劍將分蘭釭燭耀蘭麝氤氲舞袖廻雪歌聲遏雲度青夜之未艾酌蘭英以奉君若夫靈均放逐離羣散侶亂鄢郢之南都下瀟湘之北渚步遲遲而適怨心鬱鬱而懷楚徒眷戀於君王歛精神於帝女汀洲兮極

目芳菲兮襲予思公子兮不言結芳蘭兮延佇借如君
章有德通神感靈懸車舊館請老山庭白露下而警鶴
秋風高而亂螢循階除而下望見秋蘭之青青重曰若
有人兮山之阿紉秋蘭兮歲月多思握之兮猶未得空
佩之兮欲如何遂抽琴轉操為幽蘭之歌歌曰幽蘭生
兮于彼朝陽含雨露之津潤吸日月之休光美人愁思
兮採芙蓉於南浦公子忘憂兮樹萱草於北堂雖處幽
林與窮谷不以無人而不芳趙元淑聞而歎曰昔聞蘭

葉據龍圖複道蘭林引鳳雛鴻歸燕去紫莖歇露往霜來綠葉枯悲秋風之一敗與萬草而為芻

木蘭賦并序　　李華

華容名門山有木蘭樹鄉人不識伐以為薪餘一本方操柯未下縣令李韶行春見之息馬其陰喟然歎曰功留桐君之書名載騷人之詞生於遐深委於薪燎天地之産珍物將馬用之爰戒虞衡禁其翦伐按本草木蘭似桂而香去風熱明耳目在木部上篇乃採斫以歸理

疾多驗由是遠近從而採之榦剖支分殆枯槁矣士之
生世出處語默難乎哉韶余從子也常為余言感而為
賦云
泝長江以遐覽愛楚山之寂寥山有嘉樹兮名木蘭鬱
森森以苕苕當聖政之文明降元和於九霄更祲沴之
為虐貫霜雪而不凋白波潤其根柢玄露暢其枝條沭
春雨之濯濯鳴秋風以蕭蕭素膚紫肌綠葉緗蒂疎密
聳附高卑蔭蔽華如雪霜實若星麗節勁松竹香濃蘭

桂宜不植於人間聊獨立於天際徒翳薈兮為隣挺堅芳兮此生嘉名列於道書墜露飲乎騷人至若靈山霧歇藹藹林樾當楚澤之晨霞映洞庭之夜月發聰明於視聽洗煩濁於心骨韻衆壑之空洞澹微雲之滅沒草露白兮山淒淒鶴既唳兮猿復啼窅深林以冥冥覆百仞之玄谿彼逸人兮有所思戀芳陰兮步遲遲悵幽獨兮人莫知懷馨香兮將為誰惋樵父之無惠混衆木而皆盡指絕類而揮斤遇仁人之不忍伊甘心而勦絕俄

固祇於傾殞憐春華而褰衣觀落日而廻軫達者有言巧勞智憂養命蠲疫人胡不求枝殘體剝澤盡枯留顱顇空山離披素秋鳥避弋而高翔魚畏網而深遊不材則終其天年能鳴則危於俎羞奚此木之不終獨隱見而罹憂自昔淪芳於朝市墜實於林丘徒鬱悒而無聲可勝言而計籌者哉吾聞曰人助者信神聽者直則臧倉譖言宣尼失職出處語默與時消息則子雲投閣方回受殛故知天地無心死生同域紛紜品物物有其極

至人者委性情於自然寧任夫智之與力雖賢愚各全其好惡草木不夭其生植巳而巳而巳翳不可得

沉香山子賦 子由生日作　　蘇子瞻

古者以芸為香以蘭為芬以鬱鬯為祼以脂蕭為焚以椒為佩以蕙為薫杜蘅帶屈菖蒲薦文麝多忌而本羶蘇合若香而實葷嗟吾知之幾何為蕭艾之所分方根塵之起滅常顛倒其天君每求似於髣髴或鼻勞而妄聞獨沉水為近正可以配薝蔔而並云矧儋厓之異産

實超然而不羣既金堅而玉潤亦鶴骨而龍筋惟膏液之内足故把握而兼斤顧占城之枯朽宜爨釜而燎蚊宛彼小山巉然可欣如太華之倚天象小孤之插雲往壽子之生朝以寫我之老勤子方面壁以終日亦豈歸田而自耘幸置此於几席養幽芳於帨帉無一往之發烈有無窮之氤氲蓋非獨以飲東坡之壽亦所以食黎人之芹也

雞舌香賦　　顔博文

沈括以丁香為雞舌而醫者疑之古人用雞舌取其芬芳便於奏事世俗蔽於所習以丁香狀之於雞舌大不類也乃慨然有感為賦以解之

嘉物之産潛竄山谷其根盤貯龍隱蛇伏期微生之可保處幽翳而自足方吐英而布葉似于世而無欲配配嬌黃綽綽踈綠偶咀嚼而有味以奇功而見録攘肌被逼粉骨遺戲伊雖功利之及人恨此身之莫贖惟彼雞舌味和而長氣烈而揚可與君子同升廟堂發胸臆之

藻繪粲齒牙之氷霜一語不忌澤及四方溯日月而上征與鴛鷺而同翔惟其施之得宜豈凡物之可當彼以疑似猶有可議雖二名之靡同眇不害其為貴彼鳳頸而龍準謂蜂目而鳥喙況稱諸木之爽稽形而實質類者哉殊不知天下之物竊名者多矣雞腸鳥喙牛舌馬齒川有羊蹄山有鳶尾龍膽虎掌豬膏鼠耳鴟脚羊眼鹿角豹足鵝顱狼跋狗脊馬目燕頷之黍虎皮之稻尊貴雉尾樂尚雞爪蒲萄取象於馬乳婆律謬稱於龍腦

笱雞脛以為珍貐牛角而貴早亦有鴨脚之葵貍頭之瓜魚甲之松鶴翎之花以雞頭龍眼而充果以雀舌鷹爪而名茶彼爭功而擅價咸好大而喜誇其間名實相叛是非迭居得其實者如聖賢之在高位無其實者如名器之假盜軀嗟所遇之不同亦自賢而自愚彼方逐臭於海上豈苾芳之是娛嫫母飾貌而薦衾西子掩面而守閭餌醯醬而委醍醐佩碔砆而捐瓊琚捨文茵兮卧籧篨習薤露兮廢笙竽劍非錐而補屨驥垂頭而駕

車蹇不遇而被謗將栖栖而焉圖是香也市井所緩廊廟所急豈比馬蹄之近俗燕尾之就濕聽秋雨之淋淫若蒼天為兹而雪泣若將有人依龜甲之屏炷鵲尾之爐研以鳳咮筆以鼠鬚作蜂腰鶴膝之語為鵠頭蝅脚之書為兹香而解嘲明氣類之不殊顧獲用於賢相藹芳烈於天衢

銅博山香爐賦

梁昭明太子

稟至精之純質產靈嶽之幽深探衆倕之妙旨運公輸

之巧心有蕙帶而岩隱亦霓裳而仙升寫嵩山之龍嵸象鄧林之芊眠於時青烟司寒晨光翳景翠帷已低蘭膏未屏炎蒸内耀苾芬外揚似景雲之呈色若景星之舒光信名嘉而用美永為玩於華堂

詩

詩句

百和裛衣香　金泥蘇合香　紅羅複斗帳四角垂香囊古詩　盧家蘭堂桂為梁中有鬱金蘇合香梁武帝　合

歡襦重百和香陳後主　綵墀散蘭麝風起自生香鮑照

燈影照無寐心清聞妙香　朝罷香烟攜滿袖工部　燕

寢凝清香韋蘇州　裊裊沉水烟　披書古芸馥　守帳

燃香暮　沉香火暖茱萸烟李長吉　豹尾香烟滅陸厥

重薰異國香李廓　多燒荀令香張正見　燃香氣散不飛

烟陸瑜　羅衣亦罷薰胡曾　沉水薰衣白壁堂胡宿　丙舍

無人遺燼香溫庭筠　夜燒沉水香　香烟橫碧縷蘇子瞻

珠綠凝篆香黃魯直　焚香破今夕　燕坐獨焚香簡齋

焚香澄神慮蘇州　向來一瓣香敬爲曾南豐陳后山　博山爐中百和香鬱金蘇合及都梁吳均　金爐絶沉燎薫爐雜棗香　博山絪緼吐香霧古　龍爐傍日香爐烟添柳重韋巨源　金爐蘭麝香沈佺期　薫爐暗徘徊張籍　金爐細炷通李賀　睡鴨香爐換夕薫　荀令香爐可待薫李商隱　衣冠身惹御爐香杜　博山吐香五雲繞韋　蓬萊宫繞玉爐香陳陶　噴香睡獸高三尺羅隱　繡屏銀鴨香蓊濛温　浥浥爐香初泛夜東坡　日烘

荀令炷香爐山谷 午夢不知緣底事篆烟焼盡一盤花劉屏山 微風不動金猊香陸放翁

詞句

玉帳鴛鴦噴沉麝李太白 沉檀烟起盤紅霧徐昌圖 寂寞綉屏香一縷韋莊 衣惹御爐香薛昭藴 博山香炷融刁熙震 爐香烟冷自亭亭李後主 香草續殘爐謝希深 爐香靜逐遊絲轉晏同叔 四和裊金鳧秦叔度 晝日水沉香一縷 玉盤香篆看徘徊趙德慶 金鴨香凝袖

衣潤費爐烟周美成　朱麝堂中香　長日篆烟銷　香滿雲總月户　熏爐熱水留香　繡被熏香透之元裕

寶熏　黄魯直

賈天錫惠寶熏以兵衛森畫戟燕寢凝清香十詩報之

險心游萬仞躁欲生五兵隱几香一炷靈臺湛空明

晝食鳥窺臺宴坐日過砌俗氛無因來烟霏作輿衛

石蜜化螺甲榠樝煑水沉博山孤烟起對此作森森

輪囷香事已郁郁著書畫誰能入吾室脫汝世俗械
賈侯懷六韜家有十二戟天資喜文事如我有香癖
林花飛片片香歸啣泥燕閉閤和春風還尋蔚宗傳
公虛采芹宮行樂在小寢香光當發聞色敗不可稔
牀帷夜氣馥衣桁曉烟凝瓦溝鳴急雪睡鴨照華燈
雉尾映鞭聲金爐拂太清班近聞香早歸來學得成
衣篝麗紈綺有待乃芬芳當念真富貴自薰知見香

帳中香二首　山谷

百鍊香螺沉水寳薰近出江南一穗黄雲遶几深禪相對同參

螺耳割崑崙耳香材屑鷓鴣斑欲雨鳴鳩日永下帷睡鴨春閒

戲用前韻 有聞帳中香以為熬蠟香

海上有人逐臭天生鼻孔司南但印香岩本寂不必叢林遍參

我讀蔚宗香傳文章不減二班誤以甲為淺俗却知麝

要防閑

和魯直韻　　東坡

四句燒香偈子隨香遍滿東南不是文思所及且令鼻

觀先參

萬卷明窗小字眼花只有斕斑一炷香消火冷半生身

老心閒

次韻答子瞻　　山谷

置酒未容虛左論詩時要指南迎笑天香滿袖喜君先

赴朝參

迎燕溫風旋旋潤花小雨斑斑一炷香中得意九衢塵裏偷閒

再和

置酒未逢休沐便同越北燕南且復歌呼相和隔墻知是曹參

丹青已非前世竹石時窺一斑玉字還當晴節數行誰似亭閒

印香　　　東坡

子由生日以檀香觀音像及新合印香銀篆盤為壽

旃檀婆律海外芬西山老臍柏所薰香螺脫黶來相羣能結縹緲風中雲一燈如螢起微焚何時度盡繆篆紋繚繚無窮合復分綿綿浮空散氤氳東坡持是壽卯君君少與我師皇墳旁資老聃釋迦文共厄中年點蠅蚊晚遇斯須何足云君方論道承華勛我亦旗鼓嚴中軍

國恩當報敢不勤但願不為世所醺爾來白髮不可耘

問君何時返鄉枌收拾散亡理放紛此心實與香俱焄

聞思大士應已聞

沉香石

壁立孤峰倚硯長共疑沉水得頑蒼欲隨楚客紉蘭佩

誰信吳兒是木腸山下曾逢化松石玉中還有辟邪香

早知百和俱灰燼未信人言弱勝剛

凝齋香　曾子固

每覺西齋景最幽不知官是古諸侯一尊風月身無事千里耕桑歲共秋雲水醒心鳴好鳥玉泉清耳漱沉流香烟細細臨黄卷疑在香烟最上頭

肖梅香　張吉甫

江村招得玉妃魂化作金爐一炷雲但覺清芬暗浮動不知碧篆已氤氲春收東閣簾初下夢想西湖被更薰真似吾家雪溪上東風一夜隔籬聞

香界　朱晦菴

幽興年來莫與同滋蘭聊欲汎東風真成佛國香雲界
不羨淮山桂樹叢花氣無邊醺欲醉靈芬一點静還通
何須楚客紉秋佩坐卧經行向此中

次韻蘇籍返魂梅六首　　陳子高

誰道春歸無覔處眠齋香霧作春昏君詩似說江南信
試與梅花招斷魂
東風欺入底薄相花信無端衝雪來妙手誰知煨燼裏
等閒種得臘前梅

花開莫奏傷心曲花落休矜稱面妝只憶夢爲蝴蝶去
香雲密處有春光
老夫粥後惟躭睡灰暖香濃百念休不學東門醉公子
鴨爐烟裹逞風流
鼻根無奈薰香繞徧處春隨夜色勻眼底狂花開底事
依然看作一枝春
謾道君家四壁空衣篝沉水晚朦朧詩情似被花相阻
入我香奩境界中

龍涎香　劉子翬

瘴海驪龍供素沫蠻村花露浥清滋微參鼻觀猶疑似全在爐烟未發時

焼香曲　李商隱

細雲幡幡牙比魚孔雀翅尾蛟龍鬚漳宮舊樣博山爐楚嬌捧笑開芙蕖八蠶綿繭分小炷獸焰微紅隔雲母白天月澤寒未冰金虎含秋向東吐玉佩呵光銅照昏簾波日暮衝斜門西來欲上茂陵樹栢梁已失栽桃魂

露度玉井火紅氣輕衫薄袖當君意蜀殿瓊人立夜深
金鑾不問殘燈事何當巧吹君懷度襟灰為土噴香露

焚香　　　　　　　　　　　　　　　　邵康節

安樂窩中一炷香淩晨焚意豈尋常因如幸免人須諂
福自能邀天可量且異緇黄邀廟貌又殊兒女裛衣裳
非圖聞道至於此金玉誰家不滿堂

焚香　　　　　　　　　　　　　　　　楊廷秀

琢瓷作鼎碧於水削銀為葉輕於紙不文不武火力均

閉閣下簾風不起詩人自炷古龍涎但令有香不見烟
素馨欲開茉莉折底訊龍涎和檀棧平生飽食山村味
不料此香尤嫵媚呼兒急取蒸木犀却作書生真富貴

焼香　　陳去非

明窗延靜晝默坐息諸緣聊將無窮意寓此一炷烟當
時戒定慧妙供均人天我豈不清友于今醒心然爐香
裊孤碧雲縷飛數千悠然凌空去縹緲隨風還世事有
過現薰性無變遷應如水中月波定還自圓

焚香　郝伯常

花落深庭日正長蜂何繚繞燕何忙匡牀不下凝塵滿
消盡年光一炷香

覓香

罄室從來一物無博山惟有一香爐而今荀令真成癖
祗欠精神裊座隅

覓香　顏博文

王希深合和新香烟氣迴不類常等可以為

道人開筆端消息

玉水沉沉影銅爐裊裊烟為思丹鳳髓不愛老龍涎皂帽真閒客黄衣小病仙定知雲屋下繡被有人眠

修香　陸放翁

空庭一炷上有神明家廟一炷曾英祖靈且祈持此而已此而不為吁嗟已矣

香爐

四座且莫諠願聽歌一言請説銅香爐崔嵬象南山上

枝似松栢下根據銅盤雕文各異類離婁自相連誰能為此器公輸與魯般朱火然其中青烟颺其間順入君懷裏四座莫不歡香風難久居空令蕙草殘

博山香爐　齊劉繪

參差鬱佳麗合香紛可憐蔽虧千種樹出没萬重山上鏤秦王子駕鶴乘紫烟下刻盤龍勢矯首半銜連傍為雲水麗芝蓋出岩間後有漢遊女拾翠弄嬌妍縈色何雜揉縟繡更相鮮麏麚或矇倚林薄香阡眠撩華如不

發含薫未肯然風生玉階樹露湛曲池蓮寒蟲飛夜室秋雲没曉天

博山香爐　沈約

凝芳俟朱燎先鑄首山銅瓌姿信岊崿奇態實玲瓏赤松遊其上斂足御輕鴻蛟龍蟠其下驤首盼層穹嶺側多奇樹或孤或連叢岩間有佚女垂袂似含風翬飛若未已虎視鬱金雄百和清夜吐蘭烟四面融如彼崇朝氣觸石繞華嵩

詞

鷓鴣天 木犀　元裕之

桂子紛翻浥露黃桂花高韻靜年芳薔薇水潤宮衣輭波律膏清月殿涼　雲袖句海仙方情緣心事兩皆忘衰蓮枉誤秋風客可是無塵袖裏香

天香 龍涎香　王沂孫

孤嶠蟠烟層濤浴月驪宮夜採鉛水訊遠槎風夢深薇露化作斷魂心字紅瓷候火還乎指一縷縈簾翠影依

稀海風雲氣　幾回嬌半醉剪青燈夜寒花碎更好故溪飛雪小窗深閉荀令如今頓老總忘却尊前舊風味謾惜餘薰空篝素被

慶清朝慢 較香

詹天游

紅雨爭霏芳塵生潤將春都搗成泥分明蕙風微露花氣遲遲無奈汗酥浥透温柔鄉裏濕雲癡偏厮稱霓裳霞佩玉骨冰肌　誰品處誰詠處驀然地不在咱意聞款款生綃扇底嫩涼動箇些兒似醉渾無氣與海棠一

色睡臙脂真奇絶這般風韻韓壽怎知

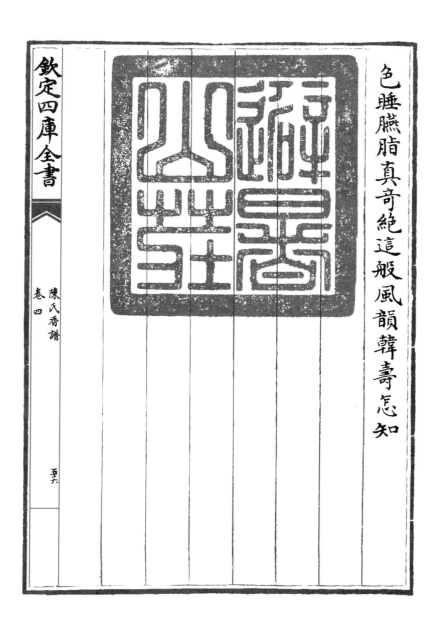

陳氏香譜卷四

圖書在版編目（CIP）數据

香譜 /（宋）洪芻,（宋）陳敬著. — 北京：商務印書館, 2022.6（2023.9 重印）
ISBN 978-7-100-20896-3

Ⅰ. ① 香… Ⅱ. ① 洪… ② 陳… Ⅲ. ① 香料植物-藥用植物-基本知識 Ⅳ. ① R282.71

中國版本圖書館CIP數据核字（2022）第043494號

書籍設計　潘焰榮
內文制作　陸海霞

香 譜
宋·洪芻　宋·陳敬　著

商 務 印 書 館 出 版
（北京王府井大街36號　郵政編碼100710）
商 務 印 書 館 發 行
南京愛德印刷有限公司印刷
ISBN 978-7-100-20896-3

2022年6月第1版　　開本 889×1194 1/32
2023年9月第2次印刷　　印張 16 ⅜

定價：178.00元